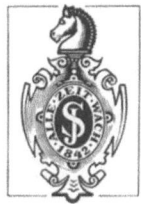

Fachschwester Fachpfleger

Operative Medizin

Herausgegeben von
G. Gille · Essen B. Horisberger · St. Gallen
B. Kaltwasser · Duisburg K. Junghanns · Heidelberg
R. Plaue · Mannheim

J. Menzel B. Dosch

Neurochirurgie

Prae- und Postoperative Behandlung und Pflege

Fortbildung

Geleitwort von K. Junghanns

Mit 40 Abbildungen

Springer-Verlag
Berlin Heidelberg New York 1979

Priv.-Doz. Dr. med. Jürgen Menzel
Klinikum der Universität Heidelberg
Neurochirurgische Abteilung des
Chirurgischen Zentrums der Universität
Im Neuenheimer Feld 110
6900 Heidelberg 1

Frau Brigitte Dosch
Leitende Stationsschwester
Klinikum der Universität Heidelberg
Neurochirurgische Abteilung des
Chirurgischen Zentrums der Universität
Im Neuenheimer Feld 110
6900 Heidelberg 1

ISBN-13: 978-3-540-09284-1   e-ISBN-13: 978-3-642-81319-1
DOI: 10.1007/978-3-642-81319-1

CIP-Kurztitelaufnahme der Deutschen Bibliothek. *Fachschwester, Fachpfleger.* – Berlin, Heidelberg, New York: Springer. Operative Medizin/hrsg. von G. Gille ... NE: Gille, G. [Hrsg.]. Neurochirurgie. prae- und postoperative Behandlung und Pflege/J. Menzel; B. Dosch. Mit e. Geleitw. von K. Junghanns. – 1979.
NE: Menzel, Jürgen [Mitarb.]

Das Werk ist urheberrechtlich geschützt. Die dadurch begründeten Rechte, insbesondere die der Übersetzung, des Nachdruckes, der Entnahme von Abbildungen, der Funksendung, der Wiedergabe auf photomechanischem oder ähnlichem Wege und der Speicherung in Datenverarbeitungsanlagen bleiben, auch bei nur auszugsweiser Verwertung, vorbehalten.
Bei Vervielfältigungen für gewerbliche Zwecke ist gemäß § 54 UrhG eine Vergütung an den Verlag zu zahlen, deren Höhe mit dem Verlag zu vereinbaren ist.
© by Springer-Verlag Berlin · Heidelberg 1979.

Die Wiedergabe von Gebrauchsnamen, Handelsnamen, Warenbezeichnungen usw. in diesem Werk berechtigt auch ohne besondere Kennzeichnung nicht zu der Annahme, daß solche Namen im Sinne der Warenzeichen- und Markenschutz-Gesetzgebung als frei zu betrachten wären und daher von jedermann benutzt werden dürften.
Zeichnungen: A. Cornford.

2127/3140-543210

Geleitwort

Nachdem vor einiger Zeit in dieser Reihe der Band „Neurochirurgische Operationen" erschienen ist, schließt sich das vorliegende Buch „Prae- und postoperative Behandlung in der Neurochirurgie" folgerichtig an.

Es umfaßt neben der Behandlung des neurochirurgischen Patienten vor und nach der Operation in allen Details auch die pathophysiologischen Grundlagen der neurochirurgischen Erkrankungen, wie sie zum Verständnis der Behandlungsmaßnahmen unerläßlich sind. Der Band wendet sich hauptsächlich an die Schwestern und Pfleger, die im stationären Bereich neurochirurgische Patienten behandeln müssen. Auch in diesem Werk haben Arzt und Schwester in ausgezeichneter Weise zusammengearbeitet, um das für dieses Spezialgebiet notwendige Wissen in verständlicher Form und systematisch darzustellen.

Wir glauben, daß es uns gelungen ist, alle Fragen die im stationären Bereich in der Behandlung neurochirurgischer Kranker auftauchen, ausführlich darzustellen und zu berücksichtigen.

Für die Weiterbildung der in diesem Bereich tätigen Schwestern und Pfleger scheint uns dieser Band eine ausgezeichnete Hilfe zu sein, vorhandenes Wissen aufzufrischen, zu systematisieren und moderne Behandlungsverfahren und deren praktische Anwendung zu erlernen. Es wurde besonderer Wert auf eine verständliche Darstellung gelegt, wobei die vorhandenen Abbildungen eine wertvolle Ergänzung sind.

Heidelberg, März 1979
K. Junghanns
Federführender Herausgeber

Vorwort

Die Neurochirurgie stellt ein medizinisches Spezialfach dar, das sich durch seine enge Verbindung mit anderen Disziplinen auszeichnet. Entstanden aus der Symbiose von Chirurgie und Neurologie hat dieses Fach in den letzten drei Jahrzehnten eine steile Aufwärtsentwicklung erfahren. Ophthalmologie, Hals-Nasen-Ohren-Heilkunde, Kieferchirurgie und Radiologie haben dazu beigetragen. Durch theoretische Fächer wie die Neurophysiologie wurden der Neurochirurgie neue Dimensionen erschlossen. Schließlich auch hat das Fach im Rahmen der Neurotraumatologie – mehr als 40% aller Verkehrsverletzten haben ein Schädel-Hirn-Trauma – einen hervorragenden Platz in der akuten Medizin eingenommen.

Aus diesen Umständen ist der Wert der neurochirurgischen Unterrichtung für die Fachschwester und den Fachpfleger klar ersichtlich. In dem vorliegenden Buch soll eine knappe Information über die einschlägigen Themen gegeben werden. Eine Vollständigkeit ist dabei von vornherein ausgeschlossen. Den Verfassern kam es in erster Linie darauf an, dem Leser schlagwortartig und übersichtlich den anatomischen, neurologischen und pathomorphologischen Sachverhalt zu schildern. Dazu wurde der umfangreiche Stoff auf fünf Kapitel unterteilt. Die prae- und postoperativen pflegerischen Dienste wurden entsprechend den einzelnen Abschnitten abgehandelt. Zielsetzung des Buches ist es, auf die Bedeutung der ausgewogenen und ergänzenden Zusammenarbeit der Fachschwester im stationären Bereich einerseits und dem Neurochirurgen andererseits hinzuweisen.

Herrn Crawford sei an dieser Stelle für seine unermüdliche Mitarbeit bei der Erstellung der Abbildungen gedankt.

Heidelberg, März 1979   Jürgen Menzel
                                                        Brigitte Dosch

Inhaltsverzeichnis

1.	**Allgemeine Anatomie, Patophysiologie und Pathomorphologie des Schädels, des Gehirns und seiner Hüllen**	**1**
1.1.	Hirndruck	3
1.2.	Anfallsleiden	6
1.3.	Neurologische Ausfälle	7
1.4.	Psychische Veränderungen	8
1.5.	Praeoperative Untersuchungsmethoden	8
1.5.1.	Elektroenzephalographie (EEG)	8
1.5.2.	Echoenzephalographie (EchoEG)	9
1.5.3.	Hirnszintigraphie	9
1.5.4.	Röntgen-Nativdiagnostik	10
1.5.5.	Zerebrale Angiographie	10
1.5.6.	Orbitale Phlebographie	12
1.5.7.	Enzephalographie	12
1.5.8.	Ventrikulographie	12
1.5.9.	Computertomographie (CT)	13
1.5.10.	Lumbalpunktion (LP)	13
1.5.11.	Subokzipitalpunktion (SOP)	14
1.6.	Prae- und postoperative pflegerische Dienste	14
1.6.1.	Operationen im Bereich des Großhirns	14
1.6.2.	Operationen im Bereich des Kleinhirns	16
1.6.3.	Stereotaktische (gezielte) Hirnoperationen	17
1.6.4.	Ableitende Operationen	17
1.6.5.	Extradurale Operationen	18
1.6.6.	Koagulation des Ganglion Gasseri	19
1.6.7.	Transnasale Hypophysenoperationen	19
1.6.8.	Operationen beim Schädel-Hirntrauma	20
2.	**Allgemeine Anatomie, Pathophysiologie und Pathomorphologie der Wirbelsäule, des Rückenmarkes und seiner Hüllen**	**21**
2.1.	Schmerz	21
2.2.	Querschnittsymptomatik	22
2.3.	Halbseitensymptomatik	22
2.4.	Radikuläre Symptomatik	22
2.5.	Praeoperative Untersuchungsmethoden	23
2.5.1.	Röntgen-Nativ-Diagnostik und Tomographie	23
2.5.2.	Myelographie	23
2.5.3.	Spinale Angiographie	24
2.5.4.	Diskographie	24
2.5.5.	Liquordiagnostik	24
2.5.6.	Elektromyographie (EMG)	25

2.5.7.	Myeloszintigraphie	25
2.6.	Prae- und postoperative pflegerische Dienste	25
2.6.1.	Operationen lumbaler und zervikaler Bandscheiben	25
2.6.2.	Operationen spinaler raumfordernder Prozesse	28
2.6.3.	Operationen spinaler Verletzungen	29
2.6.4.	Schmerzeingriffe	31
3.	**Allgemeine Anatomie, Pathophysiologie und Pathomorphologie des peripheren Nervensystems**	33
3.1.	Durchtrennung des peripheren Nerven	33
3.2.	Druckschädigung des peripheren Nerven	34
3.3.	Praeoperative Untersuchungsmethoden	34
3.3.1.	Klinischer Befund	34
3.3.2.	Elektromyographie (EMG)	35
3.3.3.	Elektroneurographie (ENG)	36
3.3.4.	Muskelbiopsie	36
3.4.	Prae- und postoperative pflegerische Dienste	36
3.4.1.	Operationen am durchtrennten Nerven	36
3.4.2.	Operationen am druckgeschädigten Nerven	37
3.4.3.	Operationen bei Plexusschädigungen	37
3.4.4.	Operationen bei Nerventumoren	37
4.	**Allgemeine Anatomie, Pathophysiologie und Pathomorphologie des vegetativen Nervensystems**	38
4.1.	Chirurgie des vegetativen Nervensystems	39
5.	**Allgemeine Entwicklungsgeschichte, Pathophysiologie und Pathomorphologie der Fehlbildungen im Säuglings- und Kindesalter**	40
5.1.	Kraniale Fehlbildungen	40
5.2.	Spinale Fehlbildungen	40
5.3.	Prae- und postoperative pflegerische Dienste	42
5.3.1.	Operationen kranieller Fehlbildungen	42
5.3.2.	Operationen spinaler Fehlbildungen	42
6.	**Literatur**	45
7.	**Sachverzeichnis**	47

1. Allgemeine Anatomie, Pathophysiologie und Pathomorphologie des Schädels, des Gehirns und seiner Hüllen

Die Anatomie des knöchernen Schädels umfaßt den Hirnschädel oder Neurocranium und den Gesichtsschädel oder Viscerocranium (Abb. 1.1. u. 1.2.). Innerhalb des Neurocraniums befinden sich Hirn, Hirnhäute und Gefäße. Dabei wird das Hirn eingeteilt in:
1. Großhirn oder Hirnmantel
2. Hirnstamm
3. Kleinhirn

Hirnstamm und Kleinhirn bilden zusammen das Stammhirn (Abb. 1.3.a u. b).

Die Hirnhäute oder Meningen umgeben das Hirn (Abb. 1.4.). Die äußere, die direkt unter dem Knochen liegt, ist die harte Hirnhaut oder Dura mater. Ihr schließt sich die gefäßlose Spinnwebenhaut oder Arachnoidea an. Die gefäßführende Pia mater liegt der Hirnoberfläche direkt auf. Wichtige Strukturen der Dura mater sind:
Falx cerebri oder Hirnsichel, die beide Großhirnhemisphären voneinander trennt,

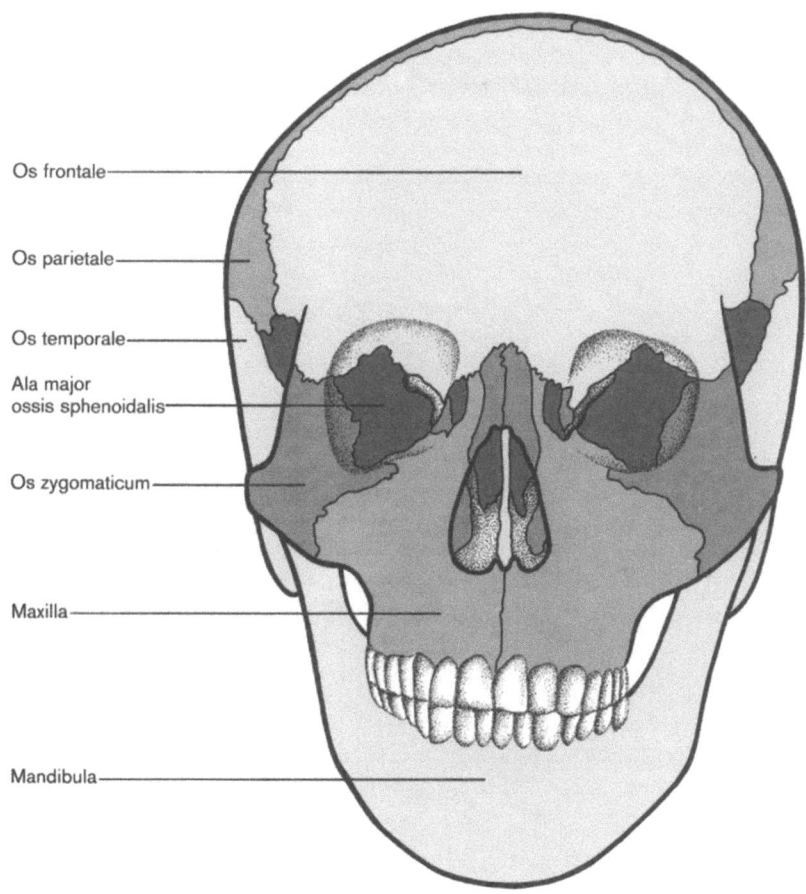

Abb. 1.1. Ansicht des knöchernen Schädels von vorn

Tentorium cerebelli oder Kleinhirnzelt, das die Abgrenzung zwischen Großhirn und Kleinhirn bzw. zwischen supratentoriellem und infratentoriellem Raum darstellt.

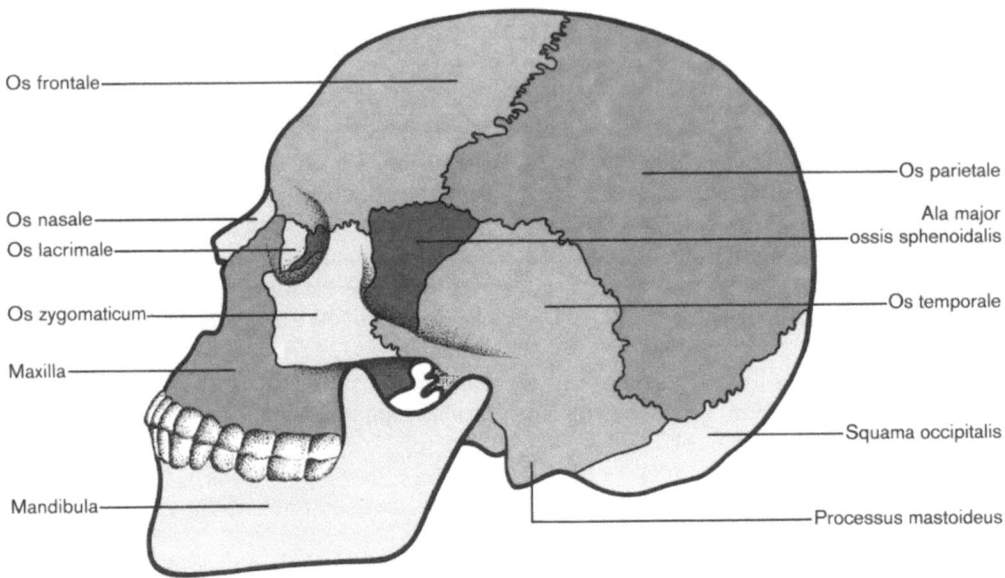

Abb. 1.2. Ansicht des knöchernen Schädels von der linken Seite

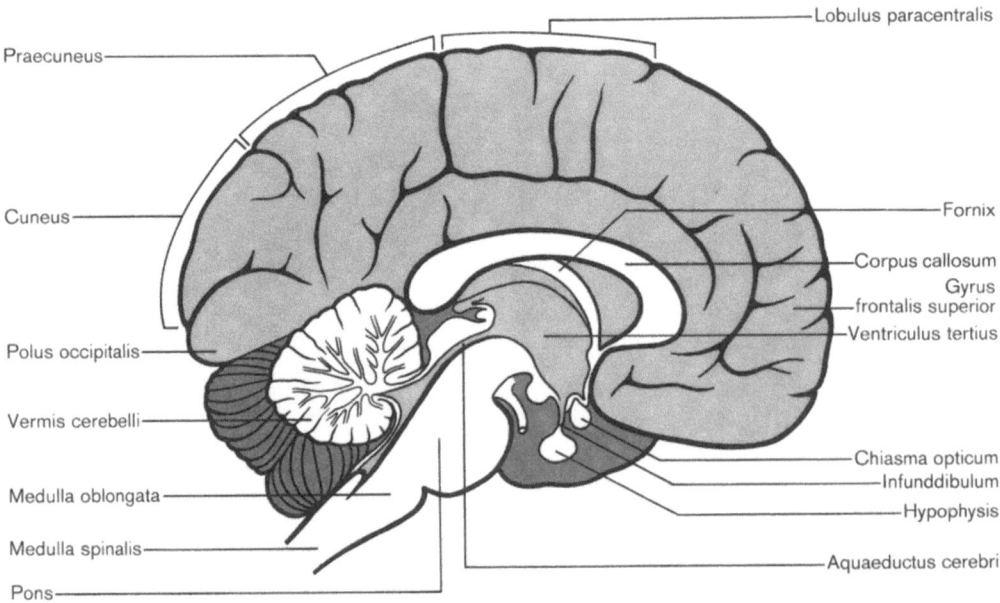

Abb. 1.3.a Mediansschnitt des menschlichen Gehirns.

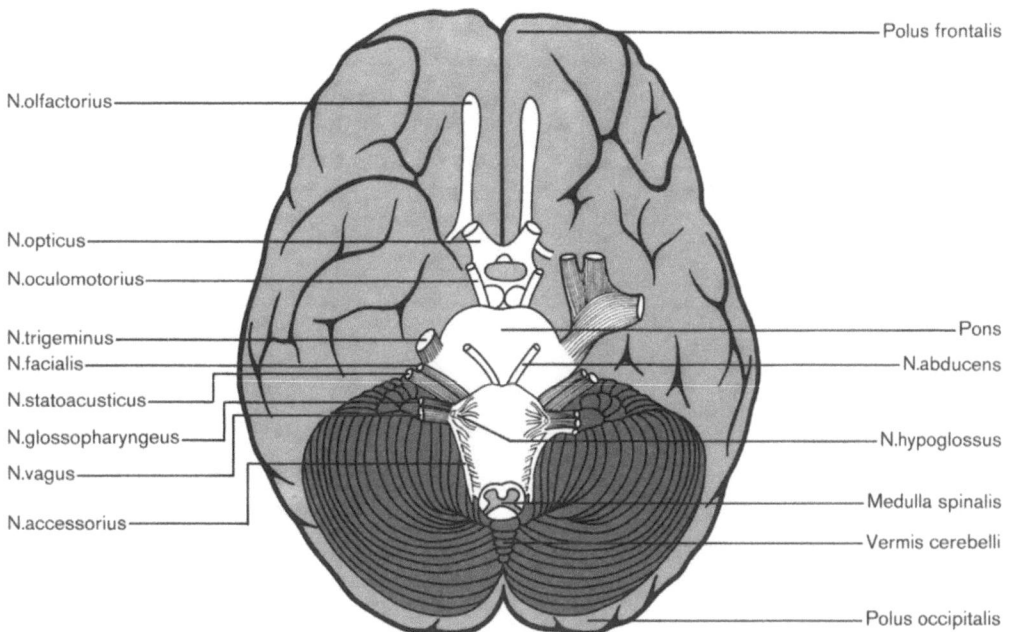

Abb. 1.3. b Ansicht des gesamten Gehirns von der basalen Fläche mit den Austrittsstellen der Hirnnervenpaare

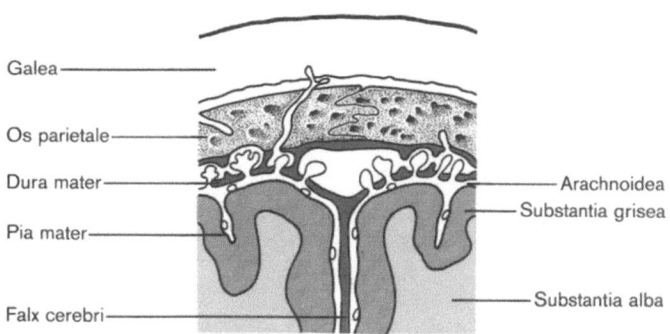

Abb. 1.4. Schema der Hirnhäute und des Subduralraumes bei frontalem Durchschnitt durch das Schädeldach

Das Hirngefäßsystem wird von vier großen Arterien gebildet: Den beiden Arteriae carotides internae, die aus den Arteriae carotides communes entspringen (Abb. 1.5.a u. b) und den beiden Arteriae vertebrales (Abb. 1.6.), die aus den Arteriae subclaviae entspringen. Zwischen diesen Gefäßen bestehen ausgedehnte Anastomosen an der Hirnbasis = Circulus arteriosus Willisi.

1.1. Hirndruck

Das Hirn ist von seinen Häuten und den Schädelknochen umgeben. Dieser Schutz bildet andererseits die Grundlage für die Entstehung des gesteigerten intrakraniellen Druckes, des Hirndruckes. Während die offenen Nähte des kindlichen Schädels eine begrenzte Ausdehnung des Schädelinhaltes gestatten, ist das beim

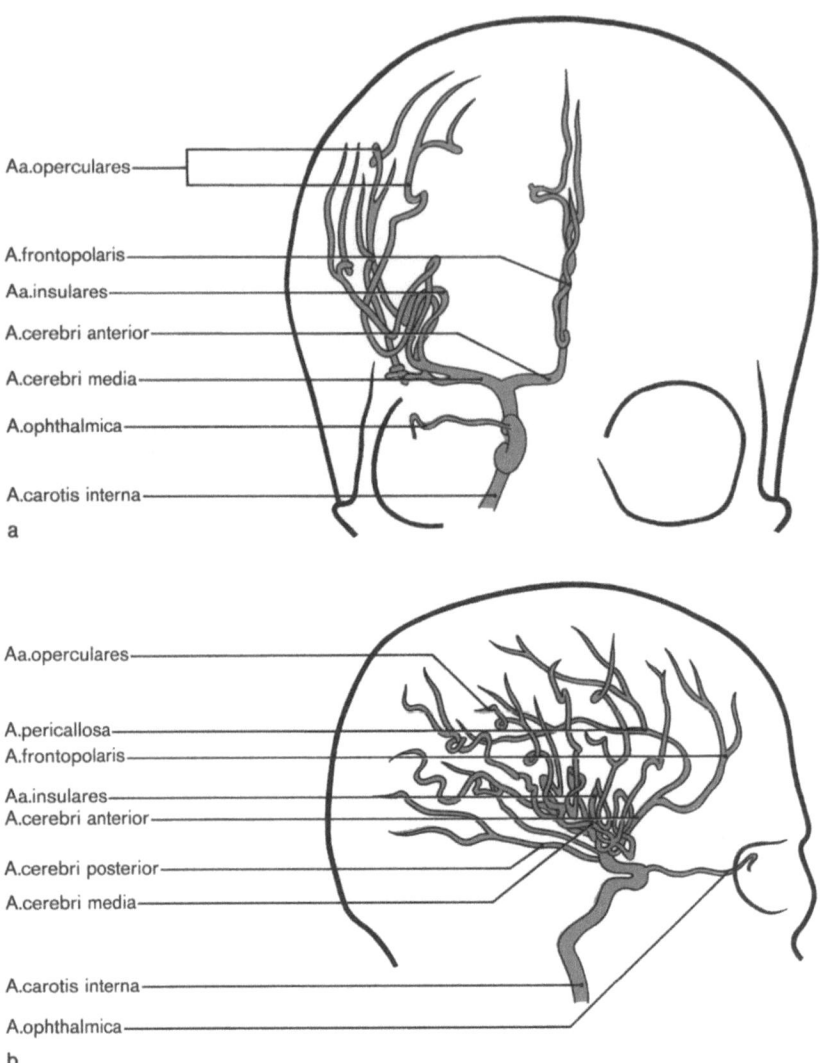

Abb. 1.5. a Schematische Darstellung des Karotisangiogramms im sagittalen Strahlengang. **b** Schematische Darstellung des Karotisangiogramms im seitlichen Strahlengang

Erwachsenen nicht möglich, so daß die intrakraniellen Gebilde unter Druck geraten. Ursache für die Entstehung des Hirndruckes sind Hämatome, Tumoren, Entzündungen, Hirnödem und Verlegung der Liquorzirkulations- und Resorptionsstätten (Hydrozephalus). Kommt es zu einer Erhöhung des intrakraniellen Druckes, ist eine Minderdurchblutung des Hirns die Folge. Diese wiederum führt durch Verringerung des Sauerstoffangebotes zur Hypoxie des Hirngewebes, wodurch das Hirnödem verstärkt wird. Durch diesen Circulus vitiosus steigt der Hirndruck weiter an. Ist der Reserveraum des Schädelinneren erschöpft, kommt es zur Verlagerung von Hirngewebe innerhalb der Schädelkapsel. Diese Verlagerungen erfolgen einerseits in Querrichtung oder transversal, d. h. Hirnteile werden unter der Falx cerebri zur Gegenseite verschoben (Abb. 1.7.a u. b). Bei der Verlagerung in Längsrichtung oder axial werden mediale Teile des Schläfenlappens in den Tentoriumschlitz (obere Einklemmung) oder die Kleinhirntonsillen in das Foramen occipitale magnum (untere Einklemmung) verlagert.

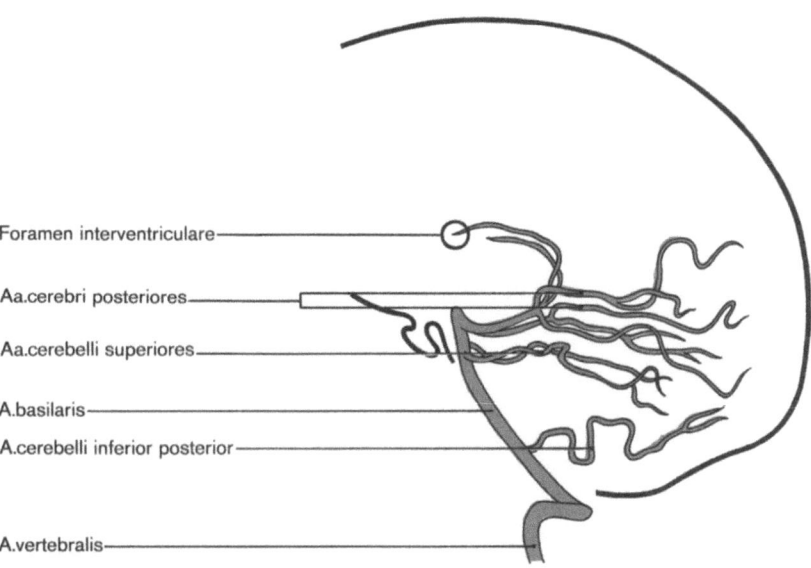

Abb. 1.6. Schematische Darstellung eines Vertebralis-Basilaris-Angiogramms im seitlichen Strahlengang

Die obere Einklemmung führt zur Kompression des Mittelhirns mit Ausbildung eines Mittelhirnsyndroms, d. h. maximal erweiterten und lichtstarren Pupillen und Innenrotationsstreckspasmen aller Extremitäten. Die untere Einklemmung führt zur Kompression des kaudalen Hirnstammes mit Lähmung der Vaguskerne, d. h. zu Störungen der Herz- und Atemtätigkeit bis zum Atemstillstand.

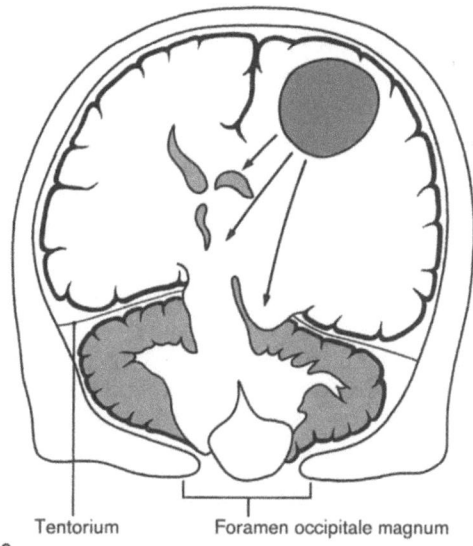

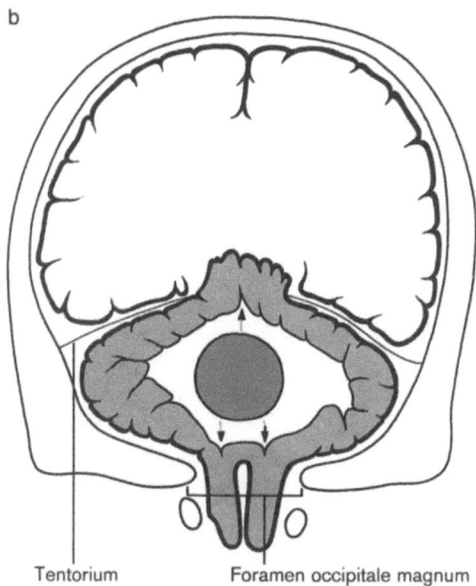

Abb. 1.7. a Hirndruckbedingte Massenverschiebung bei oberer Einklemmung (Tentoriumschlitzeinklemmung: oberer Pfeil: Verlagerung des Balkens und des Seitenventrikels zur Gegenseite. Mittlerer Pfeil: Verlagerung des dritten Ventrikels zur Gegenseite. Unterer Pfeil: Einklemmung mediobasaler Schläfenlappenanteile im Tentoriumschlitz). **b** Untere Einklemmung (Kleinhirntonsilleneinklemmung). Die nach unten gerichteten Pfeile zeigen die Einklemmung der Kleinhirntonsillen im Foramen occipitale magnum an. Der nach oben gerichtete Pfeil weist auf die Einklemmung im Tentoriumschlitz durch eine Raumforderung im Kleinhirn hin

Akute Hirndrucksteigerung
Sie beginnt mit starken Kopfschmerzen und führt rasch zu Bewußtseinseintrübung (Somnolenz) bis zur tiefen Bewußtlosigkeit (Koma). Halbseitenlähmungen (Hemiparesen bzw. Hemiplegien) und/oder Krampfanfälle sind nicht selten. Die Pupillen werden extrem weit und lichtstarr, Puls- und Atemfrequenz nehmen zu, der Blutdruck steigt reflektorisch an (Cushing-Reflex).

Subakute Hirndrucksteigerung
Sie beginnt mit Kopfschmerzen, Übelkeit, Erbrechen und relativ häufig mit einer Abduzensparese (Lähmung des äußeren Augenmuskels mit Einwärtsschielen), die durch Druck des Nerven gegen die Schädelbasis entsteht. Kontralaterale Hemiparesen, Sprachstörungen (Aphasien) und fokale Anfälle (Jackson-Anfälle) sind häufig. Im Gegensatz zur akuten Hirndruckkrise entwickelt sich häufig eine Stauungspapille (Schwellung und Vorwölbung der Sehnervenpapille mit Verlust ihrer scharfen Begrenzung). Bewußtseinsstörungen treten zumeist erst in den Einklemmungsstadien auf.

Chronischer Hirndruck
Diese Form des Hirndrucks läßt durch die langsame Progredienz der Raumforderung die meisten Kompensationsmöglichkeiten zu. Deshalb lange Anamnese und weniger deutliche Allgemeinsymptome und Herdzeichen. Aus diesen Gründen häufig Unterbewertung des anfallsartig auftretenden Kopfschmerzes. Übelkeit, Erbrechen und psychische Veränderungen (Durchgangssyndrome) fehlen selten. Jederzeit ist ein Übergang in das Stadium des akuten Hirndrucks möglich (Dekompensation).

1.2. Anfallsleiden

Zerebrale Anfälle bilden ein Symptom, dessen Ursachen unterschiedlicher Natur sein können. Klinisch und besonders neurochirurgisch wichtig ist die Differenzierung zwischen symptomatischer (= mit Ursachennachweis) und idiopathischer (= ohne Ursachennachweis) Epilepsie (Fallsucht).
Die idiopathischen Anfallsleiden sind vorwiegend eine Erkrankung des jugendlichen Alters, während die symptomatische Form eher im Erwachsenenalter auftritt.

Merke: Jede Form eines zerebralen Anfalls darf erst dann als idiopathisch bezeichnet werden, wenn mit allen zur Verfügung stehenden diagnostischen Maßnahmen ein Ursachennachweis nicht gelungen ist.

Anfallsformen

1. Großer zerebraler Krampfanfall
(= Grand mal)
Nach einer kurzfristigen Aura (= die dem Anfall unmittelbar vorangehenden Vorboten, die akustischer, optischer oder olfaktorischer Art sein können) kommt es zu einem plötzlichen Bewußtseinsverlust mit Hinstürzen, Aufschrei und anschließender Apnoe. Tonisches Stadium: Rumpf und Extremitäten sind gestreckt, klonisches Stadium: Extremitäten- und Kopfzuckungen, Zungenbiß und Schaum vor dem Mund. Die klonische Phase dauert etwa 1–3 min an, während der die Patienten unter sich lassen. Die Pupillen sind lichtstarr, die Reflexe erloschen. Dem klonischen Stadium schließt sich ein mehrstündiger Nachschlaf an. Für den Anfall fehlt dem Patienten jede Erinnerung.

Behandlung des Grand mal Anfalls
Der Patient muß vor jeder Selbstverletzung geschützt werden. Um einen Zungenbiß zu verhindern, wird ein Zungenspatel zwischen die Zähne eingeführt. Jede enge Bekleidung, vor allem um den Hals, muß gelockert werden. Medikamentös: Valium i. v.

Status epilepticus
Rasches Aufeinanderolgen generalisierter Anfälle.

Behandlung des Status epilepticus
In diesem Falle sind dringliche Maßnahmen erforderlich, um die Wiederholung der Anfälle zu verhindern. Wenn die Behandlung nicht einsetzt, kann der Status epilepticus zum Tod führen. Die Patienten werden auf der Intensivstation intubiert, relaxiert und beatmet. *Medikamentös:* Hohe Dosen Valium über Perfusor und entwässernde Maßnahmen.

2. Kleiner zerebraler Krampfanfall (= Petit mal)
Hierbei handelt es sich vornehmlich um Bewußtseinsstörungen, teilweise mit vereinzelten lokalen Zuckungen. Sie bilden eine typische Anfallsform des Kindesalters. Neurochirurgisch wichtig ist der Herdanfall (= Fokalanfall, Krampfanfall vom Jackson-Typ). Je nach Lokalisation des auslösenden Herdes entstehen typische Anfallsbilder. Motorische Anfälle weisen auf die vordere, sensible Anfälle auf die hintere Zentralwindung hin. Bei Herden im Schläfenlappen treten Kau- und Schmatzbewegungen, bei Herden im Hinterhauptslappen Farben- oder Lichtempfindungen (Photismen) auf.

Merke: Die genaue Schilderung und/oder Beobachtung eines fokalen Anfalls gestattet häufig eine Lokaldiagnose.

Allgemeines zur Epilepsie
Bei jeder Epilepsie kommt es zu Verstimmungszuständen und Wesensveränderungen. Die Patienten sind oft gereizt und „geladen", so daß kleine Anlässe oft zu schweren Zornausbrüchen oder gar Gewalttaten führen können. Sie sind schwerfällig und im Denken verlangsamt. Umständlich und weitschweifig schildern sie Einzelheiten eines Sachverhaltes. Eine gute menschliche Beziehung zwischen Schwester und Patient ist wichtig. Übertriebene Fürsorge ist jedoch zu vermeiden.

1.3. Neurologische Ausfälle

Die Erkennung eines neurologischen Symptoms erlaubt in der Regel dessen anatomisch-topographische Zuordnung.

a) Hirnnervenausfälle
I. N.olfactorius; Riechstörungen oder Riechverlust
II. N.opticus; Sehstörungen oder Sehverlust
III. N.oculomotorius ⎫ Augenmuskelstörungen
IV. N.trochlearis ⎭
V. N.trigeminus; Sensibilitätsstörungen im Gesicht
VI. N.abducens: Augenmuskelstörungen
VII. N.facialis; Gesichtsmuskellähmung
VIII. N.statoacusticus; Hör- und Gleichgewichtsstörungen
IX. N.glossopharyngeus: Sensibilitätsstörungen der Rachenhinterwand
X. N.vagus: Schlucklähmung und Heiserkeit
XI. N.accessorius: Lähmung des Trapezmuskels und des Kopfnickers
XII. N.hypoglossus: Zungenlähmung

b) Großhirnsyndrome
Trotz der funktionellen Verknüpfung aller Teile des zentralen Nervensystems untereinander weisen diese Anteile oft typische Ausfalls- oder Reizsyndrome auf (Abb. 1.8.).

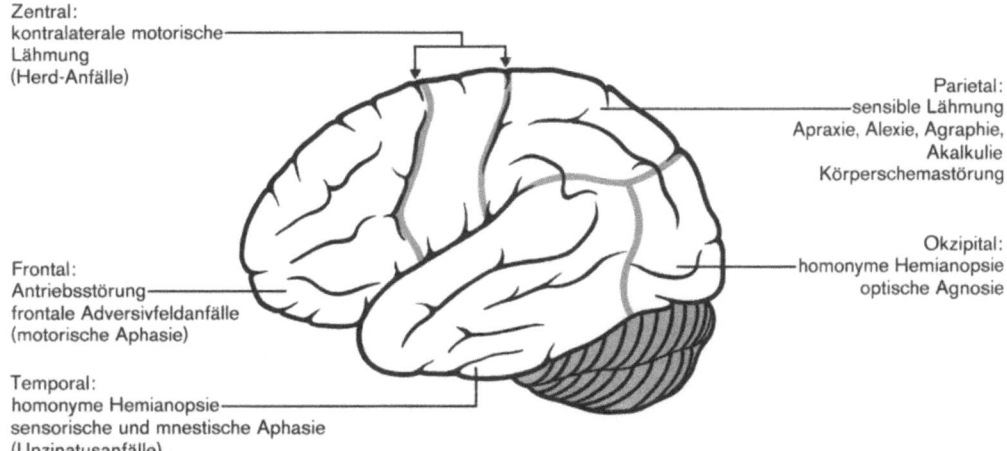

Abb. 1.8. Großhirnregionen mit jeweils typischen Funktionen

c) *Extrapyramidale Syndrome*
Störungen der extrapyramidalen Motorik führen zu Abweichungen von gezielten Bewegungsabläufen, meist verbunden mit Störungen der Muskelspannung. Hyperkinetische Syndrome zeichnen sich durch Bewegungssteigerung, hypokinetische durch Bewegungsarmut aus.

d) *Hirnstammsyndrome*
Tumoren, Durchblutungsstörungen oder Kontusionen des Hirnstammes führen je nach Lokalisation zu einer Reihe von Hirnstammsyndromen, unter denen folgende die wichtigsten sind:
1. Bulbärparalyse: Erkrankung im Kerngebiet Nn. hypoglossus, glossopharyngeus, vagus und facialis.
Symptome: Störungen der Schluck- und Kaubewegungen, Aphonie.
2. Enthirnungsstarre: Funktionelle Trennung von Hirnmantel und Hirnstamm mit tiefem Koma, Pupillenstörungen sowie Auftreten von spastischen Bildern mit Streckkrämpfen.

e) *Kleinhirnsyndrome*
Koordinationsstörungen mit Gangabweichung nach der kranken Seite, Kopfschiefhaltung nach der gesunden Seite und ein grobschlägiger Nystagmus nach der kranken Seite sind in ihrem lokalisatorischen Wert für eine Erkrankung im Bereich des Kleinhirns richtungsweisend. Häufig sind Stauungspapillen als Zeichen des Hirndrucks zu finden. Tumoren des achten Hirnnerven führen zum Syndrom des Kleinhirnbrückenwinkels, das neurochirurgisch von besonderem Interesse ist und mit einseitigen Störungen des Gleichgewichts- und Gehörnerven einhergeht.

Merke: Einseitige Ertaubung erfordert eine umfassende radiologische Diagnostik, die in jedem ungeklärten Fall eine neuroradiologische Darstellung des Kleinhirnbrückenwinkels beinhalten muß.

1.4. Psychische Veränderungen

In jede neurologische Untersuchung ist der psychische Befund mit einzubeziehen. Dabei ist die Beurteilung der Bewußtseinslage vorrangig. Der Bewußtseinsklarheit einerseits steht je nach Ausprägung die Bewußtseinseintrübung gegenüber:
— Somnolenz = Benommenheit, schläfrige Teilnahmslosigkeit
— Sopor = schlafähnlicher Zustand, aus dem der Kranke durch starke Schmerzreize noch erweckbar ist
— Koma = tiefste Bewußtlosigkeit ohne Erweckbarkeit. Darüberhinaus kann die Bewußtseinseintrübung mit Verwirrtheit, Unruhe und Trugwahrnehmungen einhergehen.

Neurochirurgisch wichtig sind die Durchgangssyndrome, bei denen es sich um reversible Psychosen ohne Bewußtseinseintrübung, aber mit Störungen der Wahrnehmung, des Antriebs und des Gedächtnisses handelt.
Eine sehr wichtige Gruppe von Krankheitssymptomen bilden die Sprachstörungen (Aphasien), die in drei Formen unterteilt werden:
— Motorische Aphasie: Ausfall sprachlicher Äußerung bei erhaltenem Sprachverständnis. Geschädigt: Broca-Zentrum in der unteren Stirnwindung.
— Sensorische Aphasie: Ausfall von Sprachverständnis bei erhaltener Sprachfähigkeit. Geschädigt: Wernicke-Zentrum im hinteren Anteil der oberen Schläfenwindung.
— Mnestische Aphasie: Ausfall der Spracherinnerung bei wenig gestörtem Sprachverständnis (Wortfindungsstörungen). Geschädigt: Hinterer Anteil der oberen Schläfenwindung bis zum Gyrus angularis.

Merke: Alle drei Formen der Sprachstörungen treten bei Verletzungen der dominanten Hemisphäre auf, d. h. bei Rechtshändern der linken und bei Linkshändern der rechten Hemisphäre.

1.5. Praeoperative Untersuchungsmethoden

1.5.1. Elektroenzephalographie (EEG)

Das Elektroenzephalogramm stellt eine Registrierungsform der elektrischen Aktivität der Gehirnrinde dar. Dabei werden diese schwachen Potentiale verstärkt und über vier bis

Praeoperative Untersuchungsmethoden

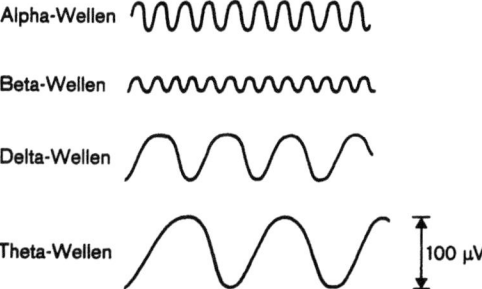

Abb. 1.9. Typische Wellenformen im Elektroenzephalogramm

sechzehn Kanäle auf Papier aufgezeichnet. Auf dem Papier wird dann die elektrische Aktivität der Hirnrinde mit Unterschieden in Amplitude und Frequenz dargestellt (Abb. 1.9.). Mehrere Elektroden leiten von mehreren Schädelstellen gleichzeitig ab, so daß ein Vergleich der Hirnabschnitte ermöglicht wird.

Besonderen Wert hat das EEG in der Diagnostik und Lokalisation von Epilepsien. In der Tumordiagnostik dagegen ist die Aussagekraft des EEG eingeschränkt, und ein unauffälliges EEG schließt einen Hirntumor nicht aus. In der Neurotraumatologie hat das EEG durch die Erkennung von Rindenprellungsherden (= Kontusionsherde) eine große Bedeutung erlangt.

Vorbereitung zum EEG:
Bei Erwachsenen keine besonderen Maßnahmen, bei Kindern erforderlichenfalls Sedierung (Valium, Chloralhydrat).

1.5.2. Echoenzephalographie (EchoEG)

Die Echoenzephalographie stellt eine Beschallung des Schädels mit Ultraschallwellen (470 Hz) dar. Dabei wird der Ultraschall beim Auftreffen auf eine Grenzmembran, etwa der Grenze zwischen Knochen und Hirn, ganz oder teilweise reflektiert. Zur Untersuchung wird ein kombinierter Sende-Empfang-Prüfkopf temporal am nicht rasierten Schädel angesetzt. Treffen die Schallwellen senkrecht auf eine Grenzmembran, erfolgt die Reflexion, die auf einem Oszilloskop sichtbar gemacht und fotografiert werden kann. Folgende Echos bilden die Grundnomenklatur (Abb. 1.10.):

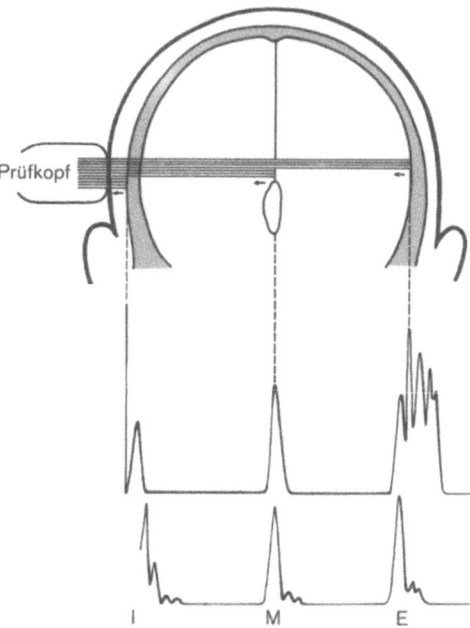

Abb. 1.10. Normales Echoenzephalogramm. I = Initialecho, M = Mittelecho, E = Endecho

I = Initialecho (knöcherne Schädelkapsel und Weichteile)
M = Mittelecho (Strukturen der Mittellinie, d. h. dritter Ventrikel und Falx cerebri)
E = Endecho (knöcherne Schädelkapsel und Weichteile prüfkopffern)

Im Echoenzephalogramm können die Ventrikelweite (Hydrozephalus) und Verschiebungen des Mittelechos (Tumoren, Hämatome) erfaßt werden (Abb. 1.11.). Die Echoenzephalographie erfordert langdauernde Übung und verleitet durch Auftreten weiterer Echos nicht selten zu Fehlinterpretationen

Vorbereitung zur Echoenzephalographie (s. 1.5.1.)

1.5.3. Hirnszintigraphie

Das Prinzip der Hirnszintigraphie beruht auf der Tatsache, daß krankhaft verändertes Gewebe radioaktive Substanzen verstärkt und länger als ihre normale Umgebung speichert. Diese unterschiedliche Speicherung kann szintigraphisch sichtbar gemacht werden (Abb. 1.12.). Das wichtigste Einsatzgebiet der Isotopen-Diagnostik ist die Tumordiagnostik am Hirn. Dar-

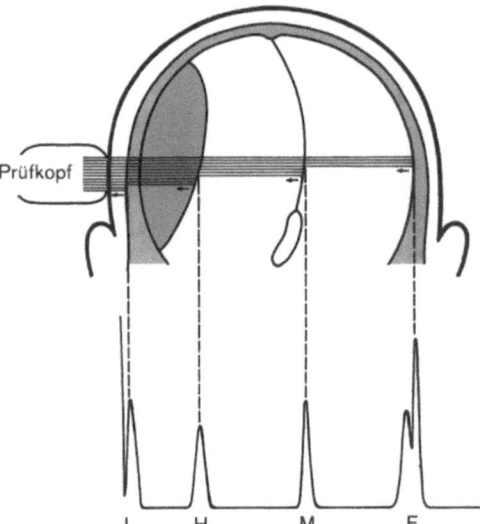

Abb. 1.11. Pathologisches Echoenzephalogramm bei rechtsseitigem extrazerebralem Hämatom. I = Initialecho; M = Mittelecho; E = Endecho; H = Hämatomecho. Das Mittelecho ist nach links verschoben und an der Grenze zwischen dem extrazerebralem Hämatom und der Hirnoberfläche läßt sich ein Hämatomecho ableiten

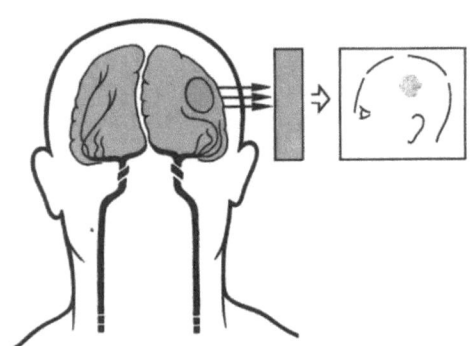

Abb. 1.12. Prinzip der zerebralen Isotopendiagnostik. Der im Bereich des linken Scheitelbeins gelegene Hirntumor stellt sich als pathologische Anreicherung im Szintigramm dar

überhinaus kann auch die Liquorzirkulation durch Isotope, die in den Liquorraum gebracht wurden, sichtbar gemacht werden (Liquorszintigraphie).

Vorbereitung zur Hirnszintigraphie
(s. 1.5.1.), jedoch 1 Std vor der Untersuchung 50 gtt. Irenat zur Blockierung der Schilddrüse, die in nicht blockiertem Zustand das jodhaltige Isotop absorbiert.

1.5.4. Röntgen-Nativdiagnostik

Im Rahmen jeder zerebral-neurologischen Untersuchung sind Übersichtsaufnahmen des Schädels anzufertigen, um Verkalkungen, Knochenverdichtungen (Hyperostosen) sowie Veränderungen der Sella (= Drucksella), der Nähte (= Nahtsprengung) oder vermehrte Vertiefungen an der Innenfläche des Schädels (= Impressiones digitate) zu erfassen (Abb. 1.13.). Im besonderen nativdiagnostischen Verfahren können unter anderem die Augenhöhle, der Sehnervenkanal (Aufnahmen nach Rhese) und die Felsenbeine (Aufnahmen nach Schüller und Stenvers) dargestellt werden.

Vorbereitung zur Röntgen-Nativdiagnostik
(s. 1.5.1.), jedoch Zahnprothese, Ohrringe und ähnliches entfernen.

1.5.5. Zerebrale Angiographie

Hat sich aus den Voruntersuchungen wie EEG, EchoEG und/oder Hirnszintigraphie der Verdacht auf einen zerebralen Prozeß ergeben, muß eine Kontrastdarstellung der Hirngefäße (zerebrale Angiographie) durchgeführt werden. Das Einbringen des Kontrastmittels kann dabei von verschiedenen Stellen aus erfolgen (Abb. 1.14.). Liegt ein Großhirntumor vor, wird eine Karotisangiographie durchgeführt. Bei Verdacht auf Hirnstamm- und Kleinhirnprozesse wird eine Vertebralis-Angiographie durchgeführt. Die Angiogramme werden nach der Lage und dem Verlauf der Gefäße (Abb. 1.5. u. 1.6.) und nach pathologischen Gefäßen beurteilt.

Vorbereitung zur Angiographie
Allgemein gilt: Vor allen neuroradiologischen Untersuchungen muß der Patient aufgeklärt werden.

1. Karotisangiographie (KAG)
a) Direkte Punktion. Patient ab 24^{00} nüchtern lassen, Zahnprothese, Halsketten und ähnliches entfernen.
Praemedikation: 0,5 mg Atropin
0,0785 mg Thalamonal
(Droperidol und Fentanyl)
Nach der Untersuchung 24 Std Bettruhe.

Praeoperative Untersuchungsmethoden

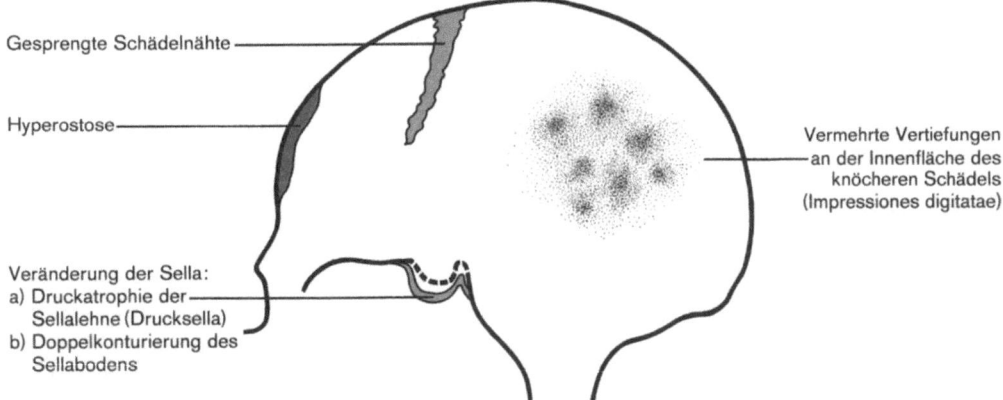

Abb. 1.13. Summarische Darstellung der im Röntgennativbild erfaßbaren pathologischen Veränderungen am knöchernen Schädel

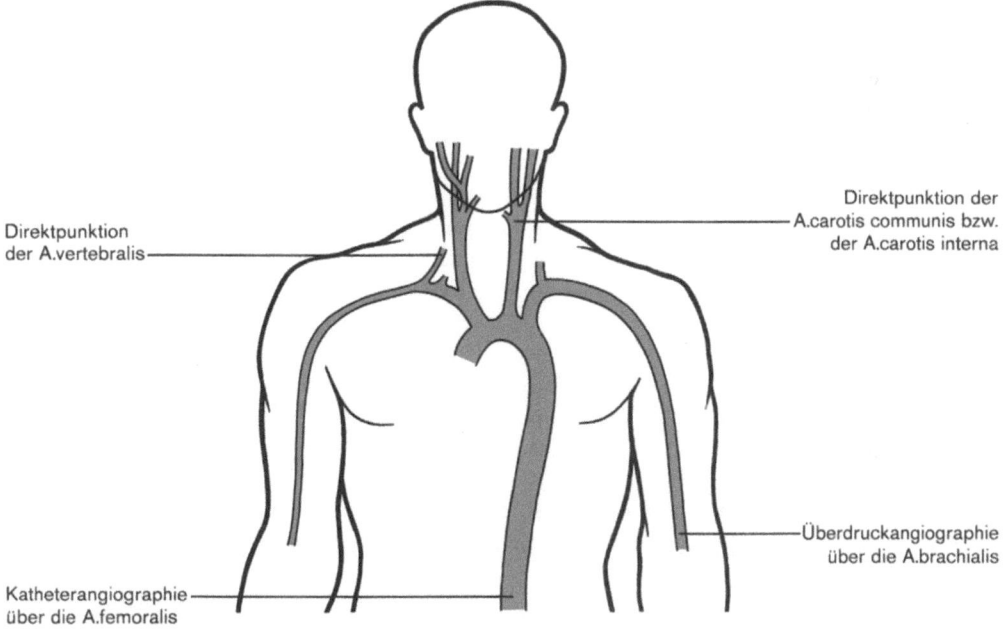

Abb. 1.14. Zugangswege für die zerebrale Angiographie

b) Indirekte Punktion (über die A. femoralis). Beide Leisten ausrasieren, weitere Vorbereitung und Praemedikation wie 1 a.
Nach der Untersuchung 24 Std Bettruhe und harten Sandsack auf Punktionsstelle legen. Kontrolle der Punktionsstelle.

c) Indirekte Punktion (über A. brachialis). Vorbereitung und Praemedikation wie 1.a.
Nach der Untersuchung Kompressionsverband der Punktionsstelle für 24 Std.

2. *Vertebralisangiographie*
a) Direkte Punktion. Patient ab 24^{00} nüchtern lassen, Zahnprothese, Halsketten und ähnliches entfernen.
Praemedikation: 0,5 mg Atropin
0,0785 mg Thalamonal
Nach der Untersuchung 24 Std Bettruhe.

b) Indirekte Punktion (über die A. femoralis). Wie 1.b.

c) Indirekte Punktion (über die A. brachialis). Wie 1.c.

Muß die zerebrale Angiographie in Narkose durchgeführt werden, z. B. beim Kind oder beim unruhigen Patienten, wird eine entsprechende Praemedikation gegeben: 0,5 mg Atropin, 0,0785 mg Thalamonal.

1.5.6. Orbitale Phlebographie

Tumoren oder Gefäßprozesse in der Augenhöhle (Orbita) können zum Exophthalmus (Hervortreten des Augapfels) führen. Zur genauen Abklärung empfiehlt sich in diesen Fällen die Darstellung der Venen und großen Blutleiter der Augenhöhle und des retroorbitalen Raumes über eine Stirnvene oder eine Vene im Augenwinkel = orbitale Phlebographie. Dargestellt werden Verschlüsse und/oder Verlagerungen der Venen oder der großen Blutleiter.

Vorbereitung zur orbitalen Phlebographie
Eine spezielle Vorbereitung ist zur orbitalen Phlebographie nicht notwendig. Auch nach der Untersuchung sind keine Besonderheiten zu beachten.

1.5.7. Enzephalographie

Unter Enzephalographie versteht man die Darstellung der Hirnwasserräume, d. h. des Ventrikelsystems und des Subarachnoidalraumes, mittels gasförmiger Kontrastmittel (Luft). Dabei wird durch Subokzipital- oder Lumbalpunktion die Luft in den Liquorraum injiziert, und zwar in Form eines Liquor-Luft-Austausches.

Merke: Die Durchführung einer Pneumenzephalographie ist nur dann zulässig, wenn keine Zeichen eines erhöhten Hirndrucks bestehen (Gefahr der Einklemmung der Kleinhirntonsillen im Foramen occipitale magnum mit Atemlähmung). Indikationen zur Pneumenzephalographie stellen Hirntumoren, Hirnatrophien, Hydrozephalus und Mißbildungen dar. Besonders großen Wert hat diese Untersuchung in der Diagnostik intraventrikulärer Prozesse.

Vorbereitung zur Pneumenzephalographie
Patient ab 24^{00} nüchtern lassen.

Praemedikation: 5 ml Novalgin
(Analgetikum)
1 ml Novadral retard
(Antihypotonikum)
1 Supp. Vomex A
(Antiemetikum)

Gute Beobachtung des Patienten. Blutdruck-, Puls- und Temperaturkontrolle sind öfters erforderlich. Bei Atemstörungen und/oder Pulsunregelmäßigkeiten sowie bei Veränderungen der Bewußtseinslage (Somnolenz), ist der Arzt zu verständigen. Auch kann es möglich sein, daß die Temperatur bis zu 39 °C ansteigt. Oft bedarf der Patient eines schmerzstillenden Mittels, da er unter starken Kopfschmerzen leidet, ebenso muß mit Erbrechen gerechnet werden. Nach der Untersuchung: 24 Std Kopftieflage, 2 bis 3 Tage, je nach subjektivem Befinden des Patienten, Bettruhe.

1.5.8. Ventrikulographie

Als Ventrikulographie bezeichnen wir die röntgenologische Darstellung des Ventrikelsystems nach Liquor-Luft-Austausch durch direkte Punktion eines Seitenventrikels. Dieses Verfahren findet immer dann Anwendung, wenn Zeichen eines erhöhten intrakraniellen Druckes vorliegen. Bei Säuglingen kann der Ventrikel durch die noch offene Fontanelle punktiert werden. Beim Erwachsenen muß eine Trepanation (Schädeleröffnung) durchgeführt werden (s. 1.6.4.). Die Indikationen zur Ventrikulographie entsprechen denen zur Enzephalographie.

Vorbereitung zur Ventrikulographie
Praemedikation
a) Positives Kontrastmittel (z. B. Dimer-X).
   Keine Praemedikation erforderlich.
b) Negatives Kontrastmittel (Luft).
   Praemedikation: 5 ml Novalgin
   1 ml Novadral retard
   1 Supp. Vomex A

Ist die Ventrikulographie durchgeführt, ist auf Station strengstens darauf zu achten, daß der im Ventrikel liegende Katheter über ein Infusionsbesteck mit einer belüfteten (!) Vakuumflasche verbunden wird. Dabei ist auf die Heberwirkung zu achten, die mit zunehmenden Gefälle zwischen Ventrikelsystem und Vakuumfla-

Praeoperative Untersuchungsmethoden

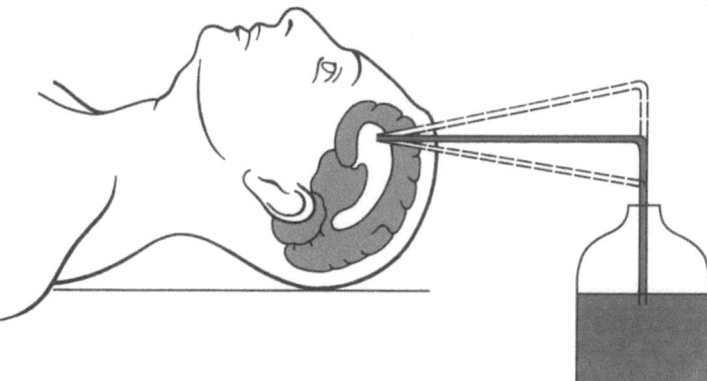

Abb. 1.15. Darstellung der offenen Ventrikeldrainage nach außen. Die gestrichelten Linien zeigen die Veränderung der Heberwirkung an, die bei der unteren Linie zunimmt und bei der oberen Linie abnimmt

sche zunimmt (Abb. 1.15.). Da bei einer Liquordrainage eine offene Verbindung zum Liquorraum besteht, sind die Gesetze der Sterilität strengstens zu befolgen.

1.5.9. Computertomographie (CT)

In den letzten 3 Jahren ist die apparativ neurologische Diagnostik durch Einführung der Computertomographie wesentlich bereichert worden. Bei diesem Verfahren werden Gehirn und Schädel mit feinen Bündeln von Röntgenstrahlen linear abgetastet (Transversalschichtung). Durch elektronische Datenableitung erfolgt die Darstellung eines Bildes, wobei durch die unterschiedliche Absorption zwischen Hirngewebe, Liquor und Knochen und anderen Strukturen eine differenzierte Aussage ermöglicht wird. Nach den vorliegenden Ergebnissen wird die Computertomographie in vielen Fällen die konventionellen neuroradiologischen Untersuchungen ersetzen können.
Indikationen zur Computertomographie stellen ohne Einschränkung alle zerebralen Prozesse dar.

Vorbereitung zur Computertomographie
Eine besondere Vorbereitung zur Computertomographie ist nicht notwendig. Bei Kindern und unruhigen Erwachsenen erforderlichenfalls Sedierung (Valium, Chloralhydrat).

1.5.10. Lumbalpunktion (LP)

Bei vielen neurologischen und neurochirurgischen Erkrankungen ist die Untersuchung des Liquors von richtungsweisender Bedeutung (Subarachnoidalblutung, Meningitis, multiple Sklerose, Tumorzellen). Am einfachsten kann der Liquor durch die Lumbalpunktion gewonnen werden, die am liegenden oder sitzenden Patienten vorgenommen wird und bei der der Liquorraum zwischen dem 3. und 4. Lendenwirbelkörper punktiert wird (Abb. 1.16.).
Material: Moltex-Unterlage
Gummihandschuhe
Desinfektionsmittel zur Hautdesinfektion
Standgefäß mit Kornzange
Lokalanaesthetikum (Novocain 2%ig)
Rekord- oder Einmalspritze 5 ml
Kanülen Nr. I und II

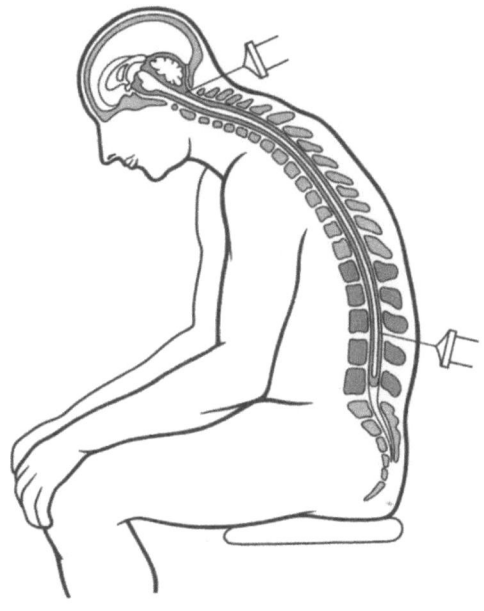

Abb. 1.16. Prinzip der Subokzipital- und Lumbalpunktion am sitzenden Patienten

verschiedene Lumbalpunktionskanülen
Steigrohr
steriles Reagenzröhrchen für das Punktat
Schnellverband, Schere
Abwurfschale

Vorbereitung zur Lumbalpunktion
Bei unruhigen Patienten oder Kindern ist die Gabe von Sedativa erforderlich. Rasur und Desinfektion des Rückens in Beckenkammhöhe, Lokalanaesthesie mit 1%igem Novocain, Durchführung der Punktion und Liquorentnahme unter strenger Asepsis. Der zur Untersuchung bestimmte Liquor wird sofort mit dem Begleitzettel versehen ins Laboratorium geschickt. Nach der Punktion 24 Std strenge Bettruhe.

1.5.11. Subokzipitalpunktion (SOP)

Da es nach einer Lumbalpunktion häufig zu länger anhaltenden Kopfschmerzen kommt, bevorzugen manche zur Gewinnung von Liquor die Subokzipitalpunktion. Dabei wird der Liquorraum zwischen Hinterhauptschuppe und Atlasbogen punktiert (Abb. 1.16). Die Indikationen zur Subokzipitalpunktion entsprechen denen zur Lumbalpunktion.

Vorbereitung zur Subokzipitalpunktion
Rasur des Nackens bis zum Hinterhauptshökker, Material wie zur LP, anstelle von Lumbalpunktionskanülen Subokzipitalpunktionsnadeln.
Durchführung der Punktion und Liquorentnahme unter strenger Asepsis.
Nach glatter Punktion sind keine besonderen Maßnahmen erforderlich.

Merke: Bei Hirndruck, insbesondere bei Kleinhirntumoren, sind Lumbalpunktion und Subokzipitalpunktion streng kontraindiziert, da es durch axiale Verschiebung zur Hirnstammeinklemmung im Tentoriumschlitz oder am Foramen occipitale magnum kommen kann.

Normalwerte des Liquors
Zellzahl	0/3 bis 0/8 pro mm³
Eiweiß	bis 24–36 mg %
Pandy	negativ
Zucker	60–70 mg % (ca. um die Hälfte des Blutzuckerwertes)
Farbe	farblos
Druck	70–160 mm H_2O (= 7–15 mm Hg)

1.6. Prae- und postoperative pflegerische Dienste

1.6.1. Operationen im Bereich des Großhirns

Patienten mit einem raumfordernden Prozeß im Bereich des Großhirns bedürfen einer guten Beobachtung, Rücksichtnahme und Verständnis für ihr oftmals auffälliges Verhalten. Sie haben (in der Hälfte aller Fälle) starke Kopfschmerzen und sind oft psychisch alteriert: persönlichkeitsverändert, verstimmt, gereizt, depressiv und ängstlich oder euphorisch und aggressiv. Andererseits fallen sie durch Antriebsschwäche auf.
Ist ein raumfordernder Prozeß im Bereich des Großhirns diagnostiziert worden, so liegt eine Indikation zur Großhirntrepanation vor. Dazu sind ausgedehnte Vorbereitungen notwendig
a) internistisch: Allgemeinuntersuchung, Elektrokardiogramm, Thorax-Aufnahme. Erforderlichenfalls: Spirometrie und andere Zusatzuntersuchungen,
b) labortechnisch: Blutbild einschließlich Differentialblutbild, Blutsenkungsgeschwindigkeit, Leberwerte, Harnstoff, Kreatinin, Elektrolyte, Gesamteiweiß, Quick, Blutgruppe. Am Vorabend des Eingriffes: Kreuzblutabnahme und zwei bis sechs Konserven kreuzen. Erforderlichenfalls: Gerinnungsstatus und Blutgasanalyse (Astrup).

Am Vorabend des Eingriffes
— Wenn möglich, Ganzkörperbad (evtl. unter Aufsicht)
— Abführen
— Breikost
— Kopfganzrasur, anschließend Desinfektion der Kopfhaut mit vergälltem Alkohol oder ähnlichem.

- Ab 22,00 Uhr nüchtern lassen. Bei verwirrten Patienten alles Eß- und Trinkbare außer Reichweite stellen.
- Nachtmedikation nach Angaben des Anaesthesisten (meist 10 bis 20 mg Valium).

Am Operationsmorgen
- Legen eines Blasenkatheters unter sterilen Kautelen
- Zahnprothese entfernen
- Auf Abruf vom Operationssaal Praemedikation laut Angabe.
- Beine wickeln.

Die Großhirntrepanation erfolgt in der Regel osteoplastisch, d. h. der umsägte Knochen kann nach dem Eingriff wieder in den Defekt eingesetzt werden (Abb. 1.17.).

Die postoperative Betreuung des Patienten erfolgt auf einer neurochirurgischen Wachstation. Dabei ist zu beachten:

a) Ärztliche Verordnungen (Antibiotika, Diuretika, Osmotika, Antiepileptika, Kardiaka, Analgetika, Infusionen) müssen sofort nach Verlegung des Patienten auf die Wachstation auf einem Verordnungsbogen fixiert werden.
b) Puls, Blutdruck und Temperatur sind innerhalb der ersten 6 Std halbstündlich, dann stündlich zu messen.
c) Respiratorische Probleme: Bleibt der Patient postoperativ intubiert, muß für eine Befeuchtung der Einatemluft gesorgt werden; beim Absaugen ist auf vitale Reflexe (Hustenstoß) zu achten. Ist der Patient postoperativ nicht intubiert, muß auf die Atemform und Atemfrequenz geachtet werden.
d) Die Registrierung der Bewußtseinslage ist vorrangig. Wird ein zunächst wacher Patient somnolent, ist eine Erhöhung des intrakraniellen Druckes zu befürchten und der diensthabende Neurochirurg unverzüglich zu informieren.
e) Treten generalisierte oder fokale Anfälle auf, muß unverzüglich ein Antiepileptikum intravenös injiziert werden (Valium, Phenhydan, Luminal). Kommt es zu einem lebensbedrohlichen Status epilepticus, muß der Patient intubiert, relaxiert und beatmet werden.
f) Neurologische Ausfälle, d.h. vor allem einseitige Pupillenerweiterung und Halbseitenlähmung, sind sofort mit genauer Zeitangabe zu registrieren und dem diensthabenden Neurochirurgen unverzüglich mitzuteilen.
g) Postoperative Labortechnik: Bei glattem Verlauf ist eine einmalige Kontrolle folgender Laborwerte ausreichend: Elektrolyte, Blutbild, Astrup. Erforderlichenfalls: Kurzfristige Kontrolle dieser Untersuchungswerte.
h) Die Urinausscheidung ist zu registrieren und auf ihren Glukosegehalt zu prüfen. Erforderlichenfalls: Stündliche Bilanzierung der Ein- und Ausfuhr (z. B. beim Diabetes insipidus = Wasserharnruhr, insbesondere nach radikaler Hypophysektomie auftretend).

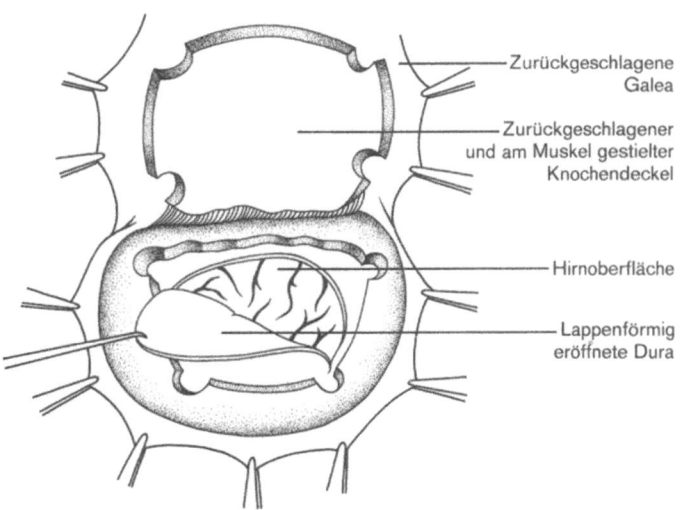

Abb. 1.17. Prinzip der Großhirntrepanation

Am 2. postoperativen Tag abführen, tägliches Spülen des Dauerkatheters und Instillation antibiotischer Lösungen.
Als wirksamste Thrombose- und Pneumonieprophylaxe ist eine rasche Mobilisierung des Patienten erforderlich. Deshalb: Bereits am 1. postoperativen Tag mehrfaches Aufsetzen an der Bettkante und Aufstehen bereits am 2. postoperativen Tag.
Nach glattem Verlauf erfolgt die Verlegung auf die Allgemeinstation am 2. bis 3. postoperativen Tag. Dort Fortsetzung bzw. Ausleitung der medikamentösen Behandlung. Verbandswechsel jeden 2. Tag.
Kommt der Patient von der Intensivstation zurück, muß er auf der Allgemeinstation weiterhin gut beobachtet werden. Oft sind die Operierten schon auf der Intensivstation bewußtseinsklar. Durch die dort herrschende Betriebsamkeit ist dieser Patient einer ständigen psychischen Belastung ausgesetzt. Komplikationen können erst am 2., 3. oder 4. postoperativen Tag auftreten, wenn sich der Patient bereits auf der Allgemeinstation befindet. So kann es durch ein Hirnödem zu Sprachstörungen kommen. Man muß dem Patienten dann sachlich und beruhigend die Situation schildern und sagen, daß diese Störung nur kurzfristig ist und sich innerhalb einiger Tage zurückbildet. Da das Sprachverständnis häufig nicht gestört ist, sondern nur die Fähigkeit zu sprechen, ist es eine große Erleichterung für den Patienten, wenn er etwas zum Schreiben erhält, damit er seine Anliegen schriftlich vorbringen kann. Bei Patienten mit eingeschränkter Funktionstüchtigkeit der Extremitäten ist es besonders wichtig, den Kranken zur aktiven Mithilfe anzuleiten.

1.6.2. Operationen im Bereich des Kleinhirns

Ist ein raumfordernder Prozeß im Bereich des Kleinhirns diagnostiziert worden, liegt eine Indikation zur Kleinhirntrepanation vor. Die Vorbereitungen entsprechen denen bei einer Großhirntrepanation (1.6.1.).
Bei Patienten mit einem raumfordernden Prozeß im Bereich des Kleinhirns ist es von großer Wichtigkeit, auf die Bewußtseinslage besonders zu achten. Bei bereits eingetrübten Patienten kann es durch ständig steigernden Hirndruck zu einer plötzlichen Dekompensation kommen (Atem- und Kreislaufstillstand). Eingetrübte Patienten also öfter ansprechen und eine Reaktion von ihnen verlangen.
Die Kleinhirntrepanation erfolgt in der Regel osteoklastisch, d.h. durch stückweises Ausbrechen des Knochens, da die bedeckende Nackenmuskulatur später einen ausreichenden Schutz des darunterliegenden Hirns bietet (Abb. 1.18.).

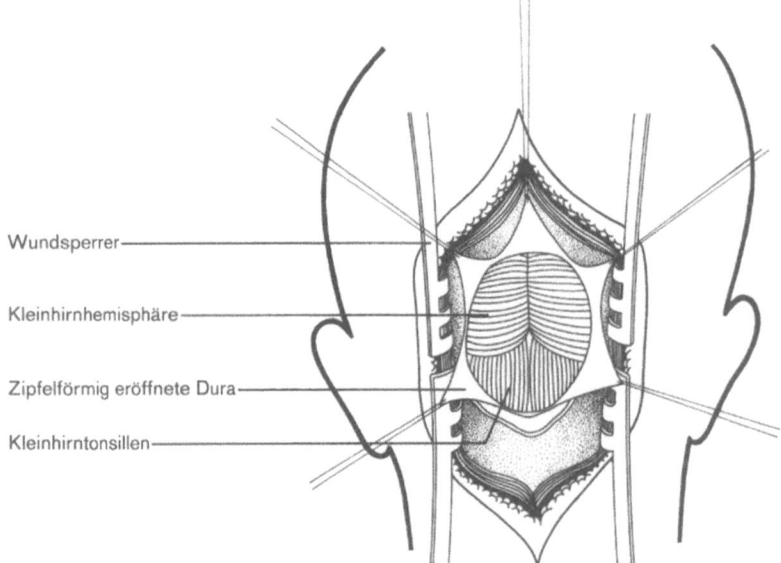

Abb. 1.18. Prinzip der Kleinhirntrepanation

Die postoperative Betreuung des Patienten erfolgt auf einer neurochirurgischen Wachstation unter Beachtung der in Kap. 1.6.1. aufgeführten Punkte a bis h.

Besondere Probleme:

a) Atmung: Eine spezielle Problematik nach Operationen am Kleinhirn stellen Atemstörungen dar, da diese durch Schwellung oder Hämatom im unteren Hirnstamm häufiger als bei Operationen im Bereich des Großhirns zu befürchten sind.

Merke: Nach Operationen im Bereich des Kleinhirns hat der Patient mindestens 12 Std intubiert zu bleiben. Auf vitale Reflexe (Hustenstoß) ist besonders zu achten. Toleriert der Patient den Tubus nicht, sollte er leicht sediert werden. Ist die Extubation durchgeführt worden, muß sofort die Funktion der Husten- und Schluckmuskulatur geprüft werden. Ist der Patient heiser, muß eine Schädigung des N. vagus (dadurch Stimmbandlähmung) befürchtet werden.

Oft kommt es (hauptsächlich bei Akustikusneurinomen) postoperativ zu einer Fazialisparese, wodurch der Lidschluß ungenügend ist. Da die Hornhaut des Auges durch den Lidschlag feucht gehalten wird, kann es bei Fehlen des Lidschlags zu einer Hornhautentzündung kommen. Um dieses unter allen Umständen zu vermeiden, wird ein Uhrglasverband aufgelegt, der wie eine feuchte Kammer wirkt (Uhrglas muß dem Rand der Augenhöhle aufliegen, *nicht* dem Auge). Tägliche Augenpflege.

Die weiteren postoperativen Dienste entsprechen denen in Kap. 1.6.1. angeführten Punkten.

1.6.3. Stereotaktische (gezielte) Hirnoperationen

Stereotaktische Operationen stellen eine Sonderform der Operationen im Bereich des Großhirns dar. Wir verstehen darunter das gezielte Einführen von Instrumenten in das Gehirn nach vorheriger stereometrischer Bestimmung und Errechnung eines gewünschten Zielpunktes. Sinn dieses Verfahrens ist es, am Zentralnervensystem exakt lokalisierte, kleine und eng umschriebene Eingriffe an Hirnkernen vorzunehmen, unter weitgehender Schonung der darüberliegenden funktionell wichtigen Rinden- und Markanteile. Wichtigstes Behandlungsgebiet bilden die extrapyramidalen (= außerhalb der Pyramidenbahn gelegenen) Bewegungsstörungen, vor allem die Parkinson-Krankheit (Schüttellähmung). Stereotaktisch behandelt werden können auch bestimmte Epilepsieformen. Die Anwendung als psychochirurgische Maßnahme ist umstritten.

An Vorbereitungen gelten alle im Kap. 1.6.1. genannten Maßnahmen. Die Operation wird überwiegend in Lokalanaesthesie durchgeführt, da der Operationseffekt beurteilbar sein muß bzw. die Mitarbeit des Patienten notwendig ist. Bei unkompliziertem Verlauf des Eingriffes ist eine postoperative Überwachung auf einer Wachstation für 12 Std unter Beachtung der in Kap. 1.6.1. angegebenen Maßnahmen ausreichend. Komplikationen nach stereotaktischen Eingriffen sind extrem selten.

1.6.4. Ableitende Operationen

Eine Sonderform der Operationen im Bereich des Großhirns stellen die ableitenden Operationen dar. Dabei handelt es sich um Operationen, bei denen der gestaute Liquor cerebrospinalis (Hydrozephalus) aus den Hirnkammern abgeleitet wird.

a) Am häufigsten kommt die direkte Ableitung nach außen zur Anwendung (Abb. 1.19.). Dabei wird über ein Bohrloch oder über eine Fontanellenpunktion ein Katheter in die Hirnkammern eingelegt, über den der Liquor ablaufen kann. Diese Form der Ableitung wird in der Regel als Noteingriff beim akuten Hirndruck durchgeführt.

b) Ableitung in das Blutsystem (Abb. 1.19.). Bleibt ein Patient auf eine dauerhafte Ableitung des Liquors angewiesen, hat sich eine Verbindung der Hirnkammern zum Gefäßsystem bewährt (ventrikulo-atrialer Shunt nach Spitz-Holter, Pudenz-Heyer u.a.).

c) Ableitung in den Peritonealraum. (Abb. 1.19.). Da durch langjährige Nachuntersuchungen ein relativ hoher Prozentsatz von Komplikationen bei ableitenden Operationen in das Gefäßsystem gefunden wurde, wird zunehmend die Ableitung des Liquors

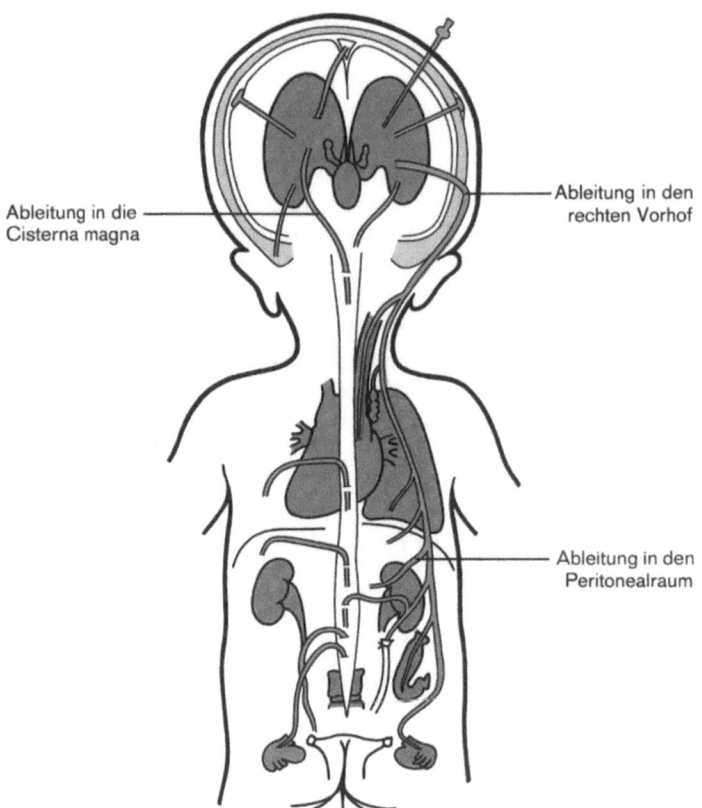

Abb. 1.19. Möglichkeiten zur Ableitung des Liquors beim Hydrozephalus (1–3 geben die gebräuchlichsten Verfahren an)

in den Peritonealraum empfohlen (ventrikulo-peritonealer Shunt).

Vorbereitungen zur ableitenden Operation
Alle in Kap. 1.6.1. genannten Maßnahmen. Postoperativ ist eine Überwachung der Patienten unter zunächst stündlicher Blutdruck- und Temperaturkontrolle auf der Allgemeinstation ausreichend.
Bei einer Ableitung nach außen ist auf die Gesetze der Hebewirkung zu achten (s. 1.5.8.).
Merke: Bei zu schnellem Ablaufen von Liquor kann es zu Unterdrucksymptomen (= Kopfschmerz, Bewußtseinseintrübung, Durchgangssyndrome) oder zu Entlastungshämatomen kommen.

1.6.5. Extradurale Operationen

Bleibt bei einem neurochirurgischen Eingriff die Dura unversehrt, sprechen wir von einem extraduralen Eingriff. Extradural wird vorwiegend bei Erkrankungen der Galea (= Kopfschwarte) und des Knochens vorgegangen. Darüberhinaus gibt es intrakranielle Eingriffe, die unter Schonung der Dura mater durchgeführt werden können. Das gilt für Operationen an der Basis der vorderen und mittleren Schädelgrube (Knochentumoren und Verletzungen der Basis). Wichtig sind noch die extraduralen Wege zum 5. Hirnnerven bei der Trigeminusneuralgie (s. 1.6.6.).

Vorbereitung zur extraduralen Operation
Die Vorbereitungen entsprechen den in Kap. 1.6.1. geschilderten Maßnahmen. Bei lokalen Prozessen der Galea und des Knochens kann man sich mit einer umschriebenen Kopfrasur begnügen. Das gilt auch für die Freilegung des 5. Hirnnerven bei Trigeminusneuralgie (Operation nach Frazier).

Zur postoperativen Beobachtung ist die Unterbringung des Patienten auf der Allgemeinstation ausreichend.

1.6.6. Koagulation des Ganglion Gasseri

Bei der Trigeminusneuralgie handelt es sich um aus völliger Schmerzfreiheit auftretende sekunden- bis minutenlang anhaltende Schmerzattacken von fast unerträglicher Intensität. Sie entstehen entweder spontan oder durch Berührung, Sprechen, Kauen und Kälteeinwirkung. Bleibt die medikamentöse Behandlung dieser Erkrankung erfolglos, muß eine operative Therapie in Erwägung gezogen werden. Unter den mannigfachen Methoden zur Ausschaltung des 5. Hirnnerven ist die Thermokoagulation des Ganglion Gasseri die schonendste. Dabei handelt es sich um Hitzekoagulation des Ganglion Gasseri mit 65–75° (bei 30 bis 40 V und 180 bis 300 mA). Im Gegensatz zum früheren Verfahren der Elektrokoagulation werden hier die hitzeempfindlichen schmerzleitenden Fasern selektiv ausgeschaltet, während die berührungsleitenden Fasern hitzeresistent sind.

Vorbereitung zur Thermokoagulation
Da die Trigeminusneuralgie eine Erkrankung vorwiegend des höheren Lebensalters ist, erfordert ihre operative Behandlung eine umfangreiche praeoperative Vorbereitung:
a) Internistisch: Allgemeinuntersuchung, Elektrokardiogramm, Thorax-Aufnahme, erforderlichenfalls Zusatzuntersuchung.
b) Labortechnisch: Blutbild einschließlich Differentialblutbild, Blutsenkungsgeschwindigkeit, Leberwerte, Harnstoff, Kreatinin, Elektrolyte, Gesamteiweiß, Quick, Blutgruppe, erforderlichenfalls Zusatzuntersuchungen.
c) Röntgenaufnahmen: Schädel, Schädelbasis, Nasennebenhöhlen.
d) Am Vorabend der Operation ab 22,00 Uhr nüchtern.
Praemedikation: 30 min vor dem Eingriff: 0,5 mg Atropin, 0,0785 mg Thalamonal.
Die Punktion des Ganglion Gasseri wird am wachen Patienten durchgeführt. Die Thermokoagulation erfolgt in Kurznarkose.
Postoperativ kann der Patient auf der Allgemeinstation überwacht werden. Kurzfristige Blutdruckkontrollen sind für etwa 3 Std erforderlich.
Komplikationen nach Thermokoagulationen sind extrem selten.

1.6.7. Transnasale Hypophysenoperationen

Hypophysentumoren gehen vorwiegend mit neurologischen Symptomen (= chromophobes Adenom mit Gesichtsfeldausfällen) oder vorwiegend mit endokrin-hormonellen Störungen (= eosinophiles Adenom mit Akromegalie) einher. Die Therapie dieser Tumoren ist eine chirurgische. Dabei konkurieren zwei Verfahren miteinander:
a) Transkranieller Zugang
b) transnasaler Zugang (Abb. 1.20.).

Vorbereitung
a) Internistisch, Elektrokardiogramm, Thorax-Aufnahme, erforderlichenfalls Zusatzuntersuchungen.
b) Labortechnisch: Blutbild einschließlich Differentialblutbild, Blutsenkungsgeschwindigkeit, Leberwerte, Harnstoff, Kretinin, Elektrolyte, Gesamteiweiß, Quick, Blutgruppe. Am Vorabend des Eingriffes Kreuzblutabnahme und zwei bis vier Konserven kreuzen. Zusatzuntersuchungen: Hormonstatus zur Erfassung der Hypophysenvorderlappenfunktion.
c) Allgemein: Vom Vorabend der Operation ab 22,00 Uhr nüchtern, Nachtmedikation nach Angaben des Anaesthesisten (meist 10 bis 20 mg Valium).
Am Operationsmorgen Dauerkatheter legen. Beine wickeln. Praemedikation. Postoperativ

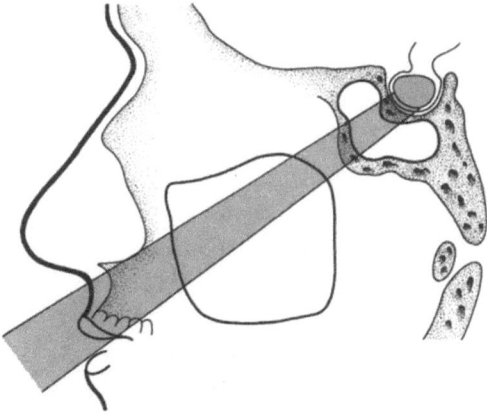

Abb. 1.20. Schematische Darstellung des transphenoidalen Zugangs zur Sella bei intrasellär gelegenen Hypophysentumoren

sind alle in Kap. 1.6.1. genannten Maßnahmen zu beachten. Besondere Maßnahmen: Nach jedem Eingriff im Bereich der Hypophyse kann es zu Zwischenhirnstörungen mit hormonellen Entgleisungen kommen (Diabetes insipidus). Deshalb: Kurzfristige Kontrolle der Elektrolyte, Bilanzierung der Ein- und Ausfuhr, erforderlichenfalls hormonelle Substitution.

1.6.8. Operationen beim Schädel-Hirntrauma

Ist es im Rahmen eines Traumas zu einer offenen Schädel-Hirnverletzung oder zu einer intrakraniellen Blutung gekommen, liegt eine zwingende Indikation zu einer Operation vor.

a) Impressionsfraktur. Eine Fraktur mit Impression eines oder mehrerer Knochenfragmente muß operativ gehoben werden, wenn die Haut über der Fraktur verletzt ist und wenn die Knochenfragmente über Kalottendicke imprimiert sind.

Vorbereitung
Grundsätzlich sollen alle unter Kap. 1.6.1. aufgeführten internistischen, labortechnischen und allgemeinen Maßnahmen durchgeführt werden.
Postoperativ ist eine Überwachung auf der Allgemeinstation ausreichend.

b) Offene Schädel-Hirnverletzung. Eine offene Schädel-Hirnverletzung liegt vor, wenn neben der Kopfhaut und dem Knochen auch die Dura verletzt wurde. Da somit eine Infektionsgefahr besteht, müssen offene Schädel-Hirnverletzungen unverzüglich verschlossen werden. Eine Ausnahme von dieser Regel bilden die frontobasalen Schädel-Hirnverletzungen, die erst nach Abklingen des Hirnödems am 10. bis 14. Tag nach dem Unfall operiert werden sollen.

Vorbereitung
Grundsätzlich sollen alle unter Kap. 1.6.1. aufgeführten Maßnahmen durchgeführt werden.
Die postoperative Überwachung muß auf einer neurochirurgischen Wachstation unter Beachtung aller unter Kap. 1.6.1. genannten Komplikationsmöglichkeiten erfolgen.

c) Posttraumatische intrakranielle Blutungen. Nach jedem Schädel-Hirntrauma kann es zu einer intrakraniellen Blutung kommen, die entweder epidural (= auf der Dura gelegen), subdural (= unter der Dura gelegen) oder intrazerebral (= im Hirngewebe) lokalisiert sein kann (Abb. 1.21.). Ist eine solche Blutung diagnostiziert worden (Karotisangiographie, Computer-Tomographie), liegt eine Operationsindikation vor.

Vorbereitung
Das Ausmaß der praeoperativen Maßnahmen richtet sich nach dem Verlauf. Kommt es zur akuten Hirndrucksteigerung nach einem Schädel-Hirntrauma, muß man sich mit einem Mindestmaß an praeoperativen Maßnahmen begnügen:
a) Internistisch: EKG
b) labortechnisch: Blutbild, Blutgruppe, Kreuzblut
c) allgemein: Kopfrasur, Dauerkatheter.

Ist der Verlauf subakut oder chronisch, sollten alle in Kap. 1.6.1. aufgeführten Parameter erfaßt werden. Die postoperative Betreuung des Patienten erfolgt auf einer neurochirurgischen Wachstation unter Beachtung aller in Kap. 1.6.1. genannten Maßnahmen.

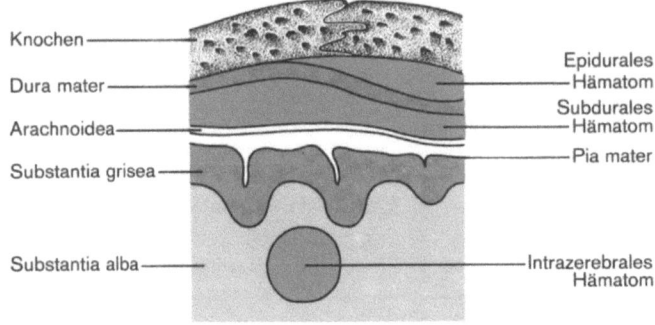

Abb. 1.21. Möglichkeiten intrakranieller Blutungen

2. Allgemeine Anatomie, Pathophysiologie und Pathomorphologie der Wirbelsäule, des Rückenmarkes und seiner Hüllen

Die Anatomie der Wirbelsäule umfaßt den zervikalen, thorakalen und lumbalen Abschnitt, wobei sich an den letzteren das Os sacrum (= Kreuzbein) und das Os coccygis (= Steißbein) anschließen (Abb. 2.1.). Innerhalb des knöchernen Kanals liegt das Rückenmark, die Medulla spinalis. Es geht in Höhe des 1. Halswirbels aus der Medulla oblongata des Gehirns hervor und erstreckt sich bis zum 1. Lendenwirbelkörper. Aus dem Mark treten die Wurzeln der paarigen Rückenmarksnerven hervor: 8 zervikale, 12 thorakale, 5 lumbale, 5 sakrale und der N. coccygus. Die Rückenmarkshäute oder Meningen umhüllen das Rückenmark (Abb. 2.2.). Die äußere ist die zweiblättrige Dura mater. Ihr schließt sich die gefäßlose Spinnwebenhaut oder Arachnoidea an. Die Pia mater überkleidet die Oberfläche des Rückenmarks und führt diesem die Blutgefäße zu. Die wichtigsten Gefäße des Rückenmarkes sind die A. spinalis anterior, die die vordere Rückenmarkshälfte versorgt. Die paarigen Aa. spinalis posteriores versorgen die Hinterstränge.

2.1. Schmerz

Der Querschnitt des Rückenmarkes wird von verschiedenen Bahnsystemen gebildet, wobei die Leitung des Schmerzes überwiegend in der Vorderseitenstrangbahn erfolgt. Zugeleitet wird der Schmerz über die hinteren Wurzeln. Aus dieser stark vereinfachten Aufgliederung der spinalen Schmerzleitung geht hervor, daß Schmerzen nahezu bei allen spinalen Erkrankungen anzutreffen sind. Dabei kann der Schmerzcharakter unterschiedlich sein. Häufig findet man uncharakteristische Schmerzsyndrome. Andererseits kann der Schmerz ganz umschrieben sein; ist die Schmerzausstrahlung auf nur eine Nervenwurzel beschränkt, spricht man von der radikulären Schmerzform. Beide

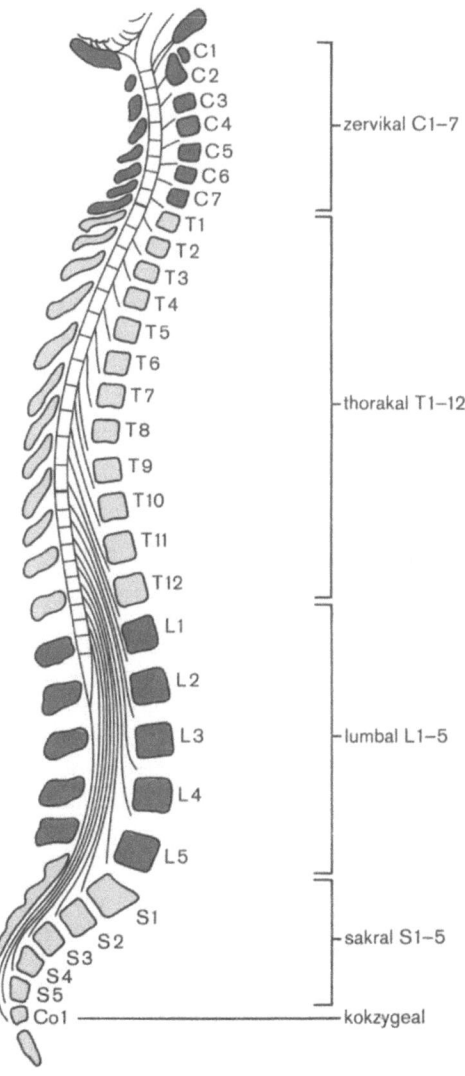

Abb. 2.1. Lage des Rückenmarks im Wirbelkanal und Austrittsstellen der Nervenwurzeln in seitlicher Ansicht

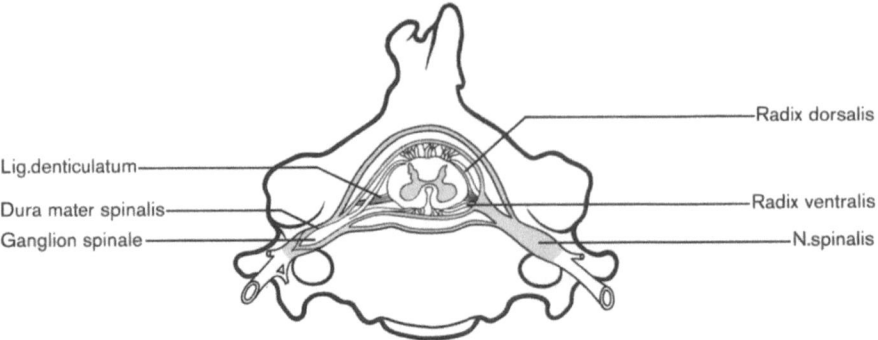

Abb. 2.2. Die Hüllen des Rückenmarks in Höhe der Halswirbelsäule

Arten des Schmerzes können auch zusammen vorkommen.

Merke: Jeder anhaltende oder progrediente Schmerz im Bereich der Wirbelsäule muß als Frühzeichen eines spinalen Prozesses angesehen und radiologisch abgeklärt werden.

2.2. Querschnittsymptomatik

Eine Rückenmarksschädigung kann durch ein direktes Trauma, Mangeldurchblutung, Entzündung oder degenerative Prozesse bedingt sein. Trifft dabei die Schädigung das Rückenmark in querer oder transversaler Richtung, kommt es zum Querschnittsyndrom. Eine komplette Durchtrennung des Rückenmarkes führt zur Aufhebung der Willkürmotorik, zum Ausfall der Muskeleigenreflexe und zur Aufhebung aller Sensibilitätsqualitäten unterhalb der Schädigungsstelle mit Blasen- und Mastdarmlähmung (Abb. 2.3.). Durch die Eigentätigkeit des Rückenmarkes unterhalb der Läsionsstelle kommt es nach Wochen bis Monaten zu einer gewissen Wiederherstellung des Muskeltonus und der Reflexe. Klinisch bedeutet das, daß die zunächst schlaffe Parese spastisch wird, (= Erhöhung des Muskeltonus, gesteigerte Muskeleigenreflexe, positives Babinski'sches Zeichen). Pathophysiologisch entsteht die Spastik dadurch, daß die peripheren Neurone (= die motorischen Vorderhornzellen) durch die Schädigung der Pyramidenbahn ihre zerebrale Zügelung verloren haben und sich eine reflektorische Mastdarm- und Blasenentleerung (Reflexblase) entwickelt.

2.3. Halbseitensymptomatik

Bei einer halbseitigen Schädigung des Rückenmarks treten Halbseitensyndrome auf. Dabei kommt es auf der Seite der Verletzung zu einer spastischen Lähmung sowie zur Aufhebung der Berührungsempfindung. Schmerz- und Temperaturempfindung sind auf der Gegenseite aufgehoben (Brown-Sequard'sche Lähmung). Dieses Phänomen beruht auf der Tatsache, daß sich die Bahnen für die Temperatur- und Schmerzempfindung im Rückenmark kreuzen.

2.4. Radikuläre Symptomatik

Jede aus dem Rückenmark hervortretende Wurzel hat eine neurologisch genau faßbare Funktion. Bei einer Schädigung einer Wurzel kommt es zu neurologischen Ausfällen, die sich als Schmerzen, Taubheit, Paresen oder Paraesthesien (= Mißempfindung) kundtun. Insbesondere bei lumbalen und zervikalen Bandscheibenvorfällen treten radikuläre Symptome auf, die eine exakte Höhenlokalisation gestatten.

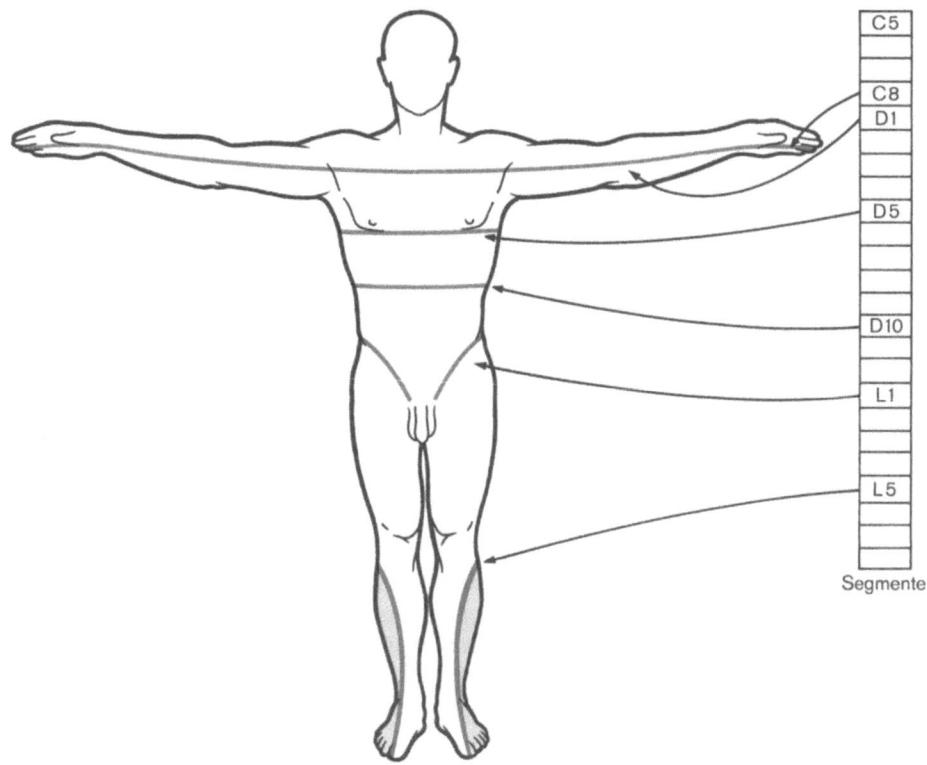

Abb. 2.3. Typische Ausfälle bei Querschnittlähmungen in verschiedenen Höhen

2.5. Praeoperative Untersuchungsmethoden

2.5.1. Röntgen-Nativ-Diagnostik und Tomographie

Hat sich aus der Vorgeschichte und dem klinischen Befund der Verdacht auf eine spinale Erkrankung ergeben, ist zunächst eine Nativ-Diagnostik des entsprechenden Wirbelsäulenabschnittes durchzuführen. Bei der Auswertung der Bilder ist auf Haltungsanomalien, Fehlbildungen, degenerative Prozesse, Frakturen und entzündliche Knochenveränderungen zu achten. Reichen dabei die Standardaufnahmen nicht aus, müssen Schichtuntersuchungen (= Tomographie) durchgeführt werden.

Vorbereitung zur Röntgen-Nativ-Diagnostik
Bei Erwachsenen keine besonderen Maßnahmen notwendig; bei Kindern erforderlichenfalls Sedierung (Valium, Chloralhydrat).

2.5.2. Myelographie

Besteht der Verdacht auf einen raumfordernden Prozeß im Spinalkanal (Tumor, Bandscheibenprolaps, Blutung), ist eine Myelographie indiziert. Je nach dem darzustellenden Wirbelsäulenabschnitt sprechen wir von einer zervikalen, thorakalen und lumbalen Myelographie. Als Kontrastmittel gelangt entweder ein positives (Dimer-X, Amipaque, Pantopaque) oder ein negatives Kontrastmittel (Luft) zur Anwendung. Das Einbringen des Kontrastmittels in den Liquorraum geschieht durch Lumbal- oder Subokzipitalpunktion (s. 1.5.10. u. 1.5.11.).

Vorbereitung zur Myelographie
a) Myelographie mit positivem Kontrastmittel. Patient muß nicht nüchtern bleiben, 30 min vor Untersuchungsbeginn 1 Amp. Depot-Novadral.

Das Myelogramm zeigt bei Tumoren und anderen raumfordernden Prozessen einen kompletten oder partiellen Stop des Kontrastmittels, der so typisch sein kann, daß man auf die Histologie des Tumors schließen kann. Zervikale oder lumbale Bandscheibenprolapse geben sich durch eine Amputation der Wurzel zu erkennen.

Nach der Untersuchung ist unbedingt zu vermeiden, daß das Kontrastmittel nach intrakraniell abfließt, da es dadurch zu zerebralen Krampfanfällen kommen kann. Deshalb: 6 Std nach der Untersuchung aufrecht sitzen, anschließend 24 Std Bettruhe.

b) Myelographie mit negativem Kontrastmittel.
Patient muß nüchtern bleiben.
5 ml Novalgin
1 ml Depot-Novadral
1 Supp. Vomex-A

Nach der Untersuchung ist das Aufsteigen von Luft in den intrakraniellen Raum zu vermeiden, da es dadurch zu heftigsten Kopfschmerzen kommen kann. Deshalb: 6 Std Kopftieflage, 1 bis 2 Tage Bettruhe.

2.5.3. Spinale Angiographie

Vermutet man gefäßabhängige Prozesse im Bereich des Rückenmarks, ist eine spinale Angiographie indiziert. Da die das Rückenmark versorgenden Gefäße aus der Aorta abgehen, wird dieses Verfahren auch als selektive Aortographie bezeichnet. Über einen von der Femoralarterie aus vorgeschobenen Seldinger-Katheter werden über die Interkostal- oder Lumbalarterien einzelne Gefäßabschnitte des Rückenmarks sichtbar gemacht. Der diagnostische Wert dieses Verfahrens besteht in der Darstellung arterio-venöser Mißbildungen (spinale Angiome).

Vorbereitung zur spinalen Angiographie
Beide Leisten ausrasieren.
Patient nüchtern lassen.
Praemedikation: 0,5 mg Atropin, 0,0785 mg Thalamonal.
Nach der Untersuchung 24 Std Bettruhe.

Eine spezielle Form der spinalen Angiographie ist die Ossovenographie. Dabei wird nach Punktion des Dornfortsatzes Kontrastmittel injiziert, wodurch die spinalen Venen und Venengeflechte sichtbar gemacht werden. Dieses Verfahren ist in der Diagnostik arterio-venöser Angiome nutzbringend.

Vorbereitung zur Ossovenographie
Patienten nüchtern lassen.
Praemedikation: 0,5 mg Atropin, 0,0785 mg Thalamonal.
Nach der Untersuchung 24 Std Bettruhe.

2.5.4. Diskographie

Kontrastdarstellungen der Bandscheibe selbst (= Diskographie) werden im Lumbalbereich und vor allem zervikal durchgeführt. Lumbale Bandscheiben werden von dorsal, zervikale von ventral unter Bildwandlerkontrolle anpunktiert. Dann erfolgt die Injektion eines wässrigen Kontrastmittels (Urografin). Ist die Bandscheibe geschädigt, kann man den Kontrastmittelaustritt aus dem Anulus fibrosus röntgenologisch sichtbar machen. Bei gesunder Bandscheibe gelingt allenfalls die Darstellung des Gallertkernes.

Vorbereitung zur Diskographie
Patienten nüchtern lassen.
Praemedikation: 1 ml Depot-Novadral. 1 Amp. SEE[1] wird während der Untersuchung gespritzt.
Nach der Untersuchung 24 Std Bettruhe.

2.5.5. Liquordiagnostik

Eine bedeutende Rolle in der Diagnostik spinaler Erkrankungen spielt die Untersuchung des Liquors, der durch Lumbal- oder Subokzipitalpunktion gewonnen wird (s. 1.5.10. u. 1.5.11.). Der normale Liquor ist wasserklar. Trübungen sind immer pathologisch und auf eine Zellerhöhung zurückzuführen (normale Zellzahl: 0/3 bis 0/8 pro mm^3). Bei spinalen Tumoren kann eine leichte Erhöhung der Zellzahl gefunden werden, die jedoch nicht richtungsweisend ist. Aufschlußreicher ist der Eiweißgehalt des Liquors, der normalerweise etwa 24 mg% beträgt (= 1 Teilstrich nach Kafka). Unterhalb einer spina-

---

[1]SEE: S = Scophedal, aus Scopolamin
E = Eucodal
E = Ephetonin

len Raumforderung findet man je nach Ausdehnung des Prozesses eine Eiweißvermehrung, die mäßigen Grades (50 bis 80 mg %) oder sehr ausgeprägt sein kann (100 bis 1000 mg %). Die Eiweißerhöhung im Liquor unterhalb des Passagehindernisses bei normaler oder nur gering erhöhter Zellzahl wird als zyto-albuminäre Dissoziation bezeichnet.
In seltenen Fällen gelingt der Nachweis von Tumorzellen im Liquor.
Prüfungen der spinalen Liquordynamik sind durch vergleichende subokzipitale und lumbale Druckmessungen möglich. Nach der Punktion wird an die Kanüle ein Steigrohr angesetzt und auf folgende Kriterien geachtet:
1. Gleich hoher Liquordruck subokzipital und lumbal sowie mehr oder weniger ausgeprägte Pulsationen der Liquorsäule.
2. Synchroner Anstieg und Abfall des Liquordrucks lumbal und subokzipital bei Jugularvenen-Kompression (Queckenstedt'scher Versuch).
3. Synchroner Anstieg und Abfall des Liquordrucks lumbal und subokzipital bei Bauchpresse.

Liegt eine spinale Raumforderung vor, kommt es zu folgenden Veränderungen der Liquordynamik:
1. Erniedrigung des lumbalen Druckes gegenüber subokzipital sowie gut ausgeprägte subokzipitale Liquorpulsationen bei Fehlen im Lumbal-Liquor.
2. Prompter okzipitaler Anstieg bei Jugularvenen-Kompression, fehlender Anstieg lumbal.
3. Prompter lumbaler Druckanstieg bei passiver Bauchpresse und fehlende okzipitale Druckerhöhung.

Die Vorbereitungen zur Untersuchung des Liquors und der Liquordynamik entsprechen denen in Kap. 1.5.10. und 1.5.11. gegebenen Richtlinien.

Merke: Messungen der spinalen Liquordynamik müssen am waagerecht liegenden Patienten durchgeführt werden.

2.5.6. Elektromyographie (EMG)

Das Elektromyogramm gestattet die Registrierung der Aktions-Potentiale einzelner motorischer Einheiten im Muskel durch eingestochene feine Nadelelektroden. Das Verfahren ist neben der Früh- und Differentialdiagnose der peripheren Lähmungen zur Diagnostik auch von Störungen der zentralen Motorik geeignet.

Vorbereitung zur Elektromyographie
Bei Erwachsenen keine besonderen Maßnahmen, bei Kindern erforderlichenfalls Sedierung (Valium, Chloralhydrat).

2.5.7. Myeloszintigraphie

Durch Injektion von radioaktiven Substanzen in den Liquorraum durch Lumbal- oder Subokzipitalpunktion ist es möglich, den Spinalkanal darzustellen. An pathologischen Prozessen lassen sich Einengungen und Erweiterungen der spinalen Liquorräume sowie entzündliche oder degenerative Vorgänge sichtbar machen. Spinale Tumoren zeigen Aussparungen oder einen Stop des Isotops.

Vorbereitung zur Myeloszintigraphie
S. Vorbereitung zur Lumbal- und Subokzipitalpunktion (s. 1.5.10. u. 1.5.11.).
Nach der Untersuchung 24 Std Bettruhe.

2.6. Prae- und postoperative pflegerische Dienste

2.6.1. Operationen lumbaler und zervikaler Bandscheiben

Die konservative Behandlung der lumbalen und zervikalen Bandscheibenvorfälle zielt darauf hin, eine spontane Relabierung verschobenen Bandscheibengewebes zu erzielen. Dies kann durch Bettruhe, Bestrahlungen, Wärmeanwendung und Einreibungen erfolgen, wobei diese Maßnahmen zusätzlich durch antirheumatische Medikamente und lokale Injektionen unterstützt werden können. Eine operative Behandlung eines Bandscheibenvorfalls ist indiziert:
1. Bei akut auftretenden erheblichen neurologischen Ausfällen, insbesondere bei Blasen-Mastdarmlähmung (Cauda-Syndrom).

2. Bei konservativ nicht beherrschbarem heftigen Wurzelschmerz.
3. Bei rezidivierendem mäßigen Wurzelschmerz mit mäßigen neurologischen Ausfällen.

Operation lumbaler Bandscheibenvorfälle

Ist die Indikation zur operativen Behandlung eines lumbalen Bandscheibenvorfalls gestellt worden, sind folgende praeoperative Vorbereitungen zu treffen:

a) Internistisch: Allgemeinuntersuchung, Elektrokardiogramm, Thorax-Aufnahme, erforderlichenfalls Spirometrie und andere Zusatzuntersuchungen.

b) Labortechnisch: Blutbild einschließlich Differentialblutbild, Blutsenkungsgeschwindigkeit, Leberwerte, Harnstoff, Kreatinin, Elektrolyte, Gesamteiweiß, Quick, Blutgruppe. Am Vorabend des Eingriffes: Kreuzblutabnahme und zwei Konserven kreuzen, erforderlichenfalls Gerinnungsstatus und Blutgasanalyse (Astrup).

c) Allgemein: Ganzkörperbad, erforderlichenfalls Rückenrasur, Abführen, Breikost, ab 22.00 Uhr nüchtern.
Praemedikation nach Angaben des Anaesthesisten (meist 10 bis 20 mg Valium).
Am Operationsmorgen: Praemedikation nach Angaben des Anaesthesisten.

Die Operation erfolgt in Hockstellung oder Seitenlage des Patienten. Um an die prolabierte Bandscheibe zu gelangen, genügt in der Regel die Resektion des zwischen zwei Bögen ausgespannten Ligamentum flavum (= Flavektomie). Müssen angrenzende Bogenanteile abgetragen werden, sprechen wir von einer erweiterten interlaminären Fensterung. Eine Hemilaminektomie (= Abtragen einer Bogenhälfte) wird notwendig, wenn der Bandscheibenprolaps nach oben oder unten abgerutscht ist (Abb. 2.4. a–c).

Die postoperative Betreuung des Patienten erfolgt auf der neurochirurgischen Allgemeinstation. Dabei ist zu beachten:

1. Blutdruck- und Pulskontrolle zunächst 1-stündlich, dann 2-stündlich.
2. Blasenfunktion: Grundsätzlich ist ein Blasenkatheterismus vor der Operation eines lumbalen Bandscheibenprolapses nicht erforderlich. Da es aber durch Druck auf die Caudawurzeln zu Blasenentleerungsstörungen kommen kann, muß intermittierend unter strengster Sterilität katheterisiert werden.
3. Zur Vermeidung von Lungenventilationsstörungen und zur Thromboseprophylaxe sind die Patienten noch am Abend der Operation auf die Seite zu drehen. Häufiger Lagewechsel erforderlich.

Im weiteren Verlauf ist die alsbaldige Mobilisa-

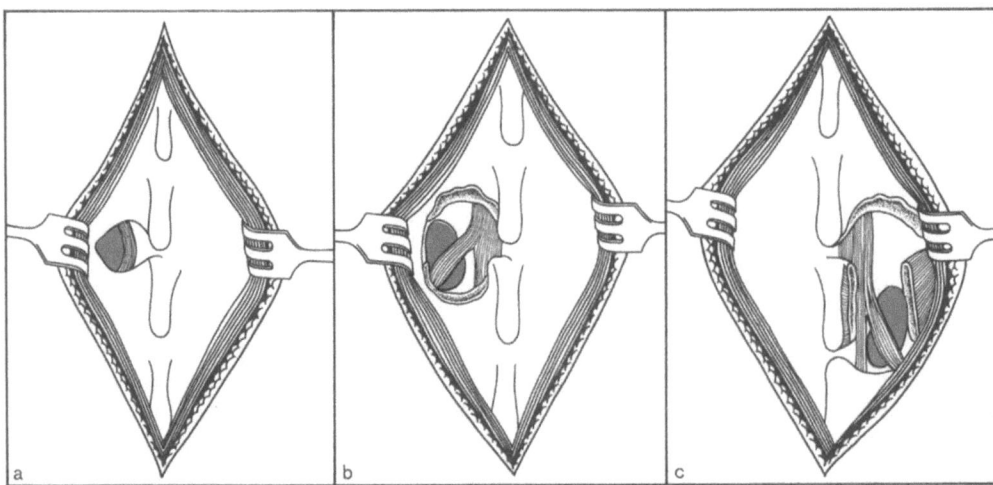

Abb. 2.4 a–c. Verschiedene Möglichkeiten zur operativen Entfernung eines lumbalen Bandscheibenvorfalls. **a** Flavektomie = Entfernung des zwischen den Bögen ausgespannten Ligamentum flavum; **b** Erweitertes interlaminäres Fenster durch Wegnahme angrenzender Bogenanteile; **c** Entfernung eines Bogens (Hemilaminektomie)

tion des Patienten anzustreben, der schon am 1. postoperativen Tag vor das Bett gestellt werden sollte. Bei glattem Verlauf Gehversuche am 2. und 3. postoperativen Tag. Verbandswechsel jeden 2. Tag.

Operation zervikaler Bandscheibenvorfälle

Bei der Operation zervikaler Bandscheibenvorfälle konkurrieren zwei Verfahren: Die dorsale und die ventrale Operationstechnik.

Vorbereitung

1. Dorsale Operationstechnik

a) Internistisch: Allgemeinuntersuchung, Elektrokardiogramm, Thorax-Aufnahme, erforderlichenfalls Zusatzuntersuchung.
b) Labortechnisch: Blutbild einschließlich Differentialblutbild, Blutsenkungsgeschwindigkeit, Leberwerte, Harnstoff, Kreatinin, Elektrolyte, Gesamteiweiß, Quick, Blutgruppe.
Am Vorabend des Eingriffes Kreuzblutabnahme und zwei bis vier Konserven kreuzen. Erforderlichenfalls Gerinnungsstatus und Blutgasanalyse.
Nackenrasur bis zum Hinterhauptshöcker, Ganzkörperbad, Abführen, Breikost, ab 22.00 Uhr nüchtern.
Nachtmedikation nach Angaben des Anaesthesisten (meist 10 bis 20 mg Valium). *Am Operationsmorgen* Praemedikation nach Angaben des Anaesthesisten.
Die Operation erfolgt in sitzender Position oder in Seitenlage des Patienten. Der Prolaps kann in der Regel nach Hemilaminektomie extrahiert werden (Abb. 2.5.).

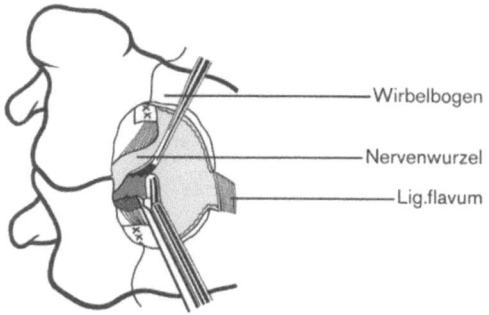

Abb. 2.5. Entfernung eines zervikalen Bandscheibenprolapses durch ein erweitertes interlaminäres Fenster und Zurückhalten der Nervenwurzel

Die postoperative Betreuung des Patienten erfolgt auf der neurochirurgischen Allgemeinstation. Dabei ist zu beachten:
1. Puls- und Blutdruckkontrolle zunächst einstündlich, dann zweistündlich.
2. Bei Blasenentleerungsstörungen intermittierende Katheteresierung unter strenger Sterilität.
3. Mobilisierung bereits am 1. postoperativen Tag.

2. Ventrale Operationstechnik

Hat man sich zu einem ventralen Zugang zur Halswirbelsäule entschlossen, sind folgende praeoperative Maßnahmen zu treffen:

a) Internistisch: Allgemeinuntersuchung, Elektrokardiogramm, Thorax-Aufnahme, erforderlichenfalls Spirometrie und andere Zusatzuntersuchungen.
b) Labortechnisch: Blutbild einschließlich Differentialblutbild, Blutsenkungsgeschwindigkeit, Leberwerte, Harnstoff, Kreatinin, Elektrolyte, Gesamteiweiß, Quick, Blutgruppe.
Am Vorabend des Eingriffes Kreuzblutabnahme und zwei Konserven kreuzen, erforderlichenfalls Gerinnungsstatus und Blutgasanalyse (Astrup).
Ganzkörperbad, Abführen, Breikost, ab 22.00 Uhr nüchtern.
Nachtmedikation nach Angaben des Anaesthesisten (meist 10 bis 20 mg Valium). *Am Operationsmorgen* Praemedikation nach Angaben des Anaesthesisten.
Die Operation wird in Rückenlage mit leicht rekliniertem und nach links gedrehten Kopf durchgeführt. Dann geht man am Innenrand des M. sternocleidomastoideus medial von den großen Gefäßen und lateral von Trachea und Ösophagus auf die Wirbelsäule zu. Die geschädigte Bandscheibe wird ausgeräumt und mittels eines Knochendübels aus dem Beckenkamm eine knöcherne Verblockung beider Wirbelkörper vorgenommen (Abb. 2.6.).
Die postoperative Betreuung des Patienten erfolgt auf der neurochirurgischen Allgemeinstation. Dabei ist zu beachten:
1. Blutdruck- und Pulskontrolle zunächst 1-stündlich, dann 2-stündlich.

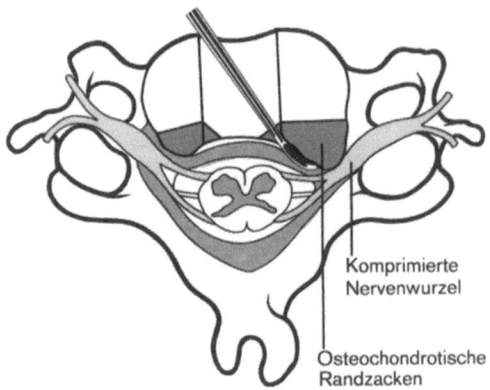

Abb. 2.6. Prinzip der Entfernung eines Bandscheibenvorfalls auf dem vorderen Zugangsweg (Operation nach CLOWARD)

2. Bei Blasenentleerungsstörungen intermittierende Katheteresierung unter strenger Sterilität.
3. Durch den lange anhaltenden Spateldruck auf den Ösophagus kann es zu erheblichen Schluckbeschwerden kommen, die mehrere Tage anhalten können. Deshalb: Leichte Kost, eventuell Tanderil.
4. Selten sind respiratorische Beschwerden durch Spateldruck auf die Trachea. Sie bessern sich rasch durch Inhalationen mit Eukalyptus, Tacholiquin und ähnlichem, eventuell Tanderil.
5. Die Mobilisierung sollte nach röntgenologischer Kontrolle des Knochendübels vom 3. postoperativen Tage an erfolgen.
6. In bestimmten Fällen sollte für 6 bis 8 Wochen eine Halskrawatte (Schanz'sche Krawatte) verordnet werden.

2.6.2. Operationen spinaler raumfordernder Prozesse

Spinale raumfordernde Prozesse werden nach ihrer Lokalisation unterteilt in

a) extradurale (= außerhalb des Duralraumes gelegen)
b) intradural-extramedullär (= innerhalb des Duralraumes, außerhalb des Rückenmarks gelegen)
c) intramedulläre (= innerhalb des Rückenmarks gelegen), (Abb. 2.7. a u. b).

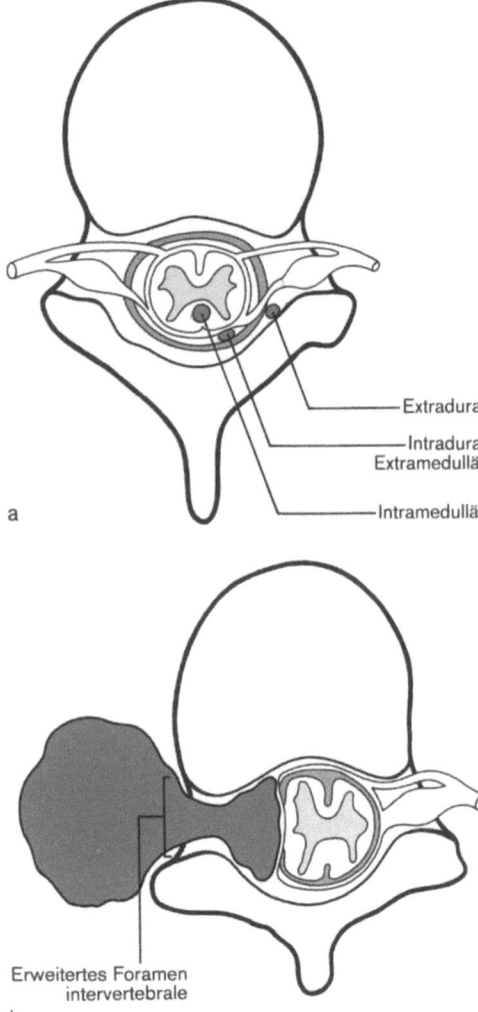

Abb. 2.7. a Möglichkeiten der Lokalisation intraspinaler raumfordernder Prozesse. **b** Sanduhrgeschwulst (extra- und intraspinal gelegenes Neurinom)

Die neurochirurgisch wichtigste intraspinale Raumforderung sind die Tumoren (Meningeome, Neurinome, Ependymome, Astrozytome u.a.). Andere raumfordernde spinale Prozesse sind Abszesse, Zysten, Hämatome und Bandscheibenvorfälle.

Vorbereitung zur Operation
Ist aufgrund klinischer und radiologischer Untersuchungen eine spinale Raumforderung nachgewiesen worden, liegt eine Operationsindikation vor. An vorbereitenden Maßnahmen sind folgende zu beachten:

a) Internistisch: Allgemeinuntersuchung, Elektrokardiogramm, Thorax-Aufnahme, erforderlichenfalls Spirometrie und andere Zusatzuntersuchungen.
b) Labortechnisch: Blutbild einschließlich Differentialblutbild, Blutsenkungsgeschwindigkeit, Leberwerte, Harnstoff, Kreatinin, Elektrolyte, Gesamteiweiß, Quick, Blutgruppe.

Am Vorabend des Eingriffes Kreuzblutabnahme und zwei Konserven kreuzen, erforderlichenfalls Gerinnungsstatus und Blutgasanalyse (Astrup).

Ganzkörperbad, erforderlichenfalls Rückenrasur, Abführen, Breikost, ab 22.00 Uhr nüchtern.

Nachtmedikation nach Angaben des Anaesthesisten (meist 10 bis 20 mg Valium). *Am Operationsmorgen* Legen eines Dauerkatheters, Praemedikation nach Angaben des Anaesthesisten.

Bei der Operation werden über die gesamte Ausdehnung der Raumforderung die Wirbelbögen entfernt (= Laminektomie). Je nach Lage der Raumforderung ist der Tumor extradural oder intradural zu entfernen (Abb. 2.8.).

Die postoperative Betreuung des Patienten erfolgt auf der neurochirurgischen Allgemeinstation. Dabei ist zu beachten:

1. Blutdruck- und Pulskontrolle sind zunächst 1-stündlich, dann 2-stündlich zu registrieren.
2. Blasenfunktion. Grundsätzlich muß der praeoperativ gelegte Dauerkatheter am 1. postoperativen Tage entfernt werden. Kommt es durch Rückenmarks- oder Caudaschädigung zu Blasenentleerungsstörungen, muß unter strenger Sterilität intermittierend katheterisiert werden.
3. Hat ein hoher Halsmarktumor vorgelegen, kann es zu einer Funktionsstörung des in der Medulla oblongata gelegenen Atemzentrums kommen (s. 1.). Diese Patienten müssen auf der neurochirurgischen Wachstation bis zum 1. postoperativen Tag bei genauer Beobachtung des Atemtypus und der Atemfrequenz intubiert bleiben.
4. Ist es durch den spinalen raumfordernden Prozeß zu einer Querschnittslähmung gekommen (s. 2.2.), muß sofort nach der Operation mit der Rehabilitation begonnen werden:
   a) Behandlung der gelähmten Blase durch Katheterisierung unter Antibiotikaschutz.
   b) Dekubitusprophylaxe durch Schaumgummimatratzen und 2-stündlichen Lagewechsel.
   c) Behandlung der Magen-Darmatonie durch Prostigmin, Magensonde und Laxantien.
   d) Ausgedehnte krankengymnastische Behandlung.
   e) Psychische Betreuung.

2.6.3. Operationen spinaler Verletzungen

Verletzungen der Wirbelsäule ohne primäre Rückenmarkbeteiligung werden von Orthopäden und Chirurgen behandelt. Neurochirurgisches Interesse gewinnen Spätschäden nach Wirbelsäulenverletzungen, wobei es durch überschießende Kallusbildung, spondylarthrotische Vorgänge und durch eine traumatische Arachnopathie (= zystische Raumforderung der Arachnoidea) zu einer zunehmenden Druckschädigung des Marks kommt. Die akuten traumatischen Verletzungen des Rückenmarks sind ein neurochirurgisches Problem. Sie werden, wie am Gehirn, in gedeckte und offene unterteilt. Letztere entstehen in der Regel durch Stich- oder Schußverletzungen. Sie müssen we-

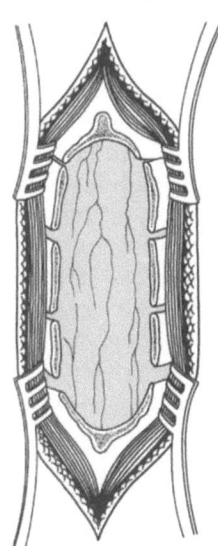

Abb. 2.8. Prinzip der Laminektomie im Bereich dreier Wirbelbögen

gen der Gefahr einer Infektion und einer Liquorfistel baldmöglichst operativ verschlossen werden. Die geschlossene Rückenmarkverletzung ist zumeist Folge einer Wirbelfraktur. Es kann aber auch im Rahmen eines Traumas ohne Fraktur zu einer Rückenmarksschädigung kommen. Ist die Rückenmarksschädigung reversibel, liegt eine Commotio spinalis vor. Die Contusio spinalis führt zu einer irreversiblen Rückenmarksschädigung. Pathologisch-anatomisch finden sich in diesen Fällen Blutungs- und Nekroseherde, ausgedehnte Quetschungen und Abtrennungen des Markes. Die totale Rückenmarksschädigung führt zu einem Ausfall der gesamten Motorik und Sensibilität ab Schädigungshöhe (s. 2.2.). Halbseitige Rückenmarksschädigungen ergeben das Brown-Séquard-Syndrom (s. 2.3.).

Die Behandlung der spinalen Verletzungen ist dann eine neurochirurgische:
1. Wenn sich eine Querschnittslähmung oder Halbseitensymptomatik erst Stunden oder Tage nach dem Trauma entwickelt.
2. Wenn es zu einer Progredienz der primären neurologischen Symptomatik kommt. Eine primäre komplette Querschnittslähmung stellt keine Operationsindikation dar!

Als operative Maßnahme zur Entlastung des Rückenmarks kommt die Laminektomie in Frage (Abb. 2.9.).

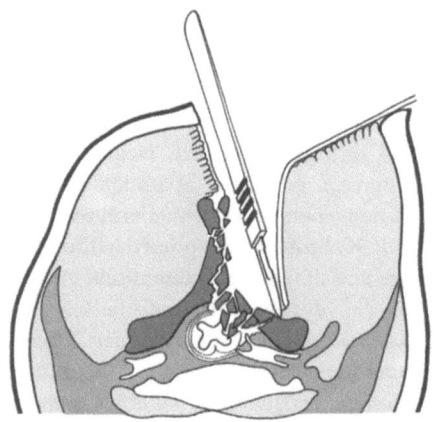

Abb. 2.9. Situs bei Fraktur der Wirbelbögen mit Dislokation von Knochensplittern in die Medulla spinalis

Vorbereitung zur Entlastungslaminektomie

Die Vorbereitung zur Entlastungslaminektomie entsprechen den in Kap. 2.6.2. geschilderten. Erfordert die Progredienz des neurologischen Befundes ein unverzügliches Eingreifen, muß man sich mit folgenden Untersuchungen begnügen:
a) Internistisch: EKG
b) Labortechnisch: Blutbild, Blutgruppe, Kreuzblut
c) Allgemein: Dauerkatheter.

Die postoperative Betreuung des Patienten erfolgt in der Regel auf der neurochirurgischen Allgemeinstation. Dabei sind alle in Kap. 2.6.2. geschilderten postoperativen Maßnahmen zu beachten. Liegt ein komplettes Querschnittssyndrom vor, ist unverzüglich die Rehabilitation einzuleiten.

Blasentraining bei Blasenentleerungsstörungen:
1. Tag: Dauerkatheter jede Stunde für 10 min öffnen; ansonsten abklemmen.
2. Tag: Dauerkatheter alle 2 bis 3 Std für 10 min öffnen; ansonsten abklemmen.
3.-5. Tag: Dauerkatheter entfernen.

Danach wird der Patient aufgefordert, in dreistündlichem Turnus durch Klopfen über der Symphyse die Blase zur Entleerung zu bringen. Zweimal in der Woche muß der Restharn bestimmt werden. Bei einer Restharn-Menge unter 100 ml ist eine einmalige Bestimmung pro Woche ausreichend.

Bei Patienten mit Rückenmarksverletzungen durch Luxationen oder Frakturen der Halswirbelsäule, bei denen keine operativen Maßnahmen angezeigt sind, ist die Reposition der luxierten Wirbel erforderlich. Dazu wird am Schädelknochen eine Crutchfield-Zange angebracht (Abb. 2.10.). Über eine Rolle wird mit einem Gewicht die Halswirbelsäule extendiert und der verschobene Wirbel reponiert. Zeigt die Röntgen-Aufnahme eine gute Position, wird auf ventralem Wege eine Fusions-Operation zwischen dem luxierten Wirbelkörper durchgeführt (s. 2.6.1.).

Vorbereitung zur Crutchfield-Extension

a) Internistisch: EKG
b) Labortechnisch: Blutbild, Blutgruppe

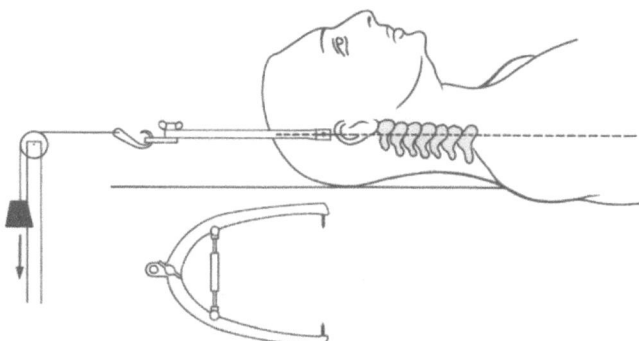

Abb. 2.10. Prinzip der Extension am Kopf mit einer Crutchfield-Zange

c) Allgemein: Rasur hinter dem Ohr, Anbringen der Extensionsrolle am Kopfende des Bettes, Bereitstellen des Extensionsgewichtes (0,5, 1, 2 kg).
Praemedikation: 10 bis 20 mg Valium.
Das Anbringen der Crutchfield-Zange erfolgt im Operationssaal unter strenger Asepsis in Lokalanaesthesie.
Nach dem Eingriff wird der Patient von zumindest drei Pflegekräften vom Operationstisch in das Bett gehoben und das Extensionsgewicht angebracht (zwischen 3 – 8 kg; je nach Körpergewicht oder 0,5 bis 1,0 kg pro Wirbel).
Postoperativ ist das Repositionsergebnis unter täglicher Röntgenkontrolle zu prüfen.

Merke: Der Patient mit einer Crutchfield-Zange kann gebettet und auf die Seite gedreht werden. Es ist jedoch immer zu beachten, daß der Extensionszug in der Längsrichtung des Körpers erhalten bleibt.

2.6.4. Schmerzeingriffe

In bestimmten Fällen von radikulären, im Plexus oder im peripheren Nerven gelegenen Schmerzzuständen (s. 2.2.) ist es möglich, durch eine Unterbrechung der Schmerzbahn des Rückenmarks den Schmerz ganz oder teilweise zu unterbinden.

a) Chordotomie
Bei der Chordotomie handelt es sich um eine Durchtrennung der den Schmerz leitenden Vorderseitenstrangbahn. Je nach Schmerzlokalisation erfolgt die Chordotomie zervikal (= bei Schmerzen in den oberen Extremitäten) oder thorakal (= bei Schmerzen der Bauchorgane, der unteren Extremitäten und des Beckens). Nach der Unterbrechung im Vorderseitenstrang besteht ein bis zwei (bis drei) Segmente tiefer bis kaudal reichend auf der gegenüberliegenden Körperhälfte ein Ausfall der Schmerz- und Temperaturempfindung (s. 2.3.).
Die „offene Chordotomie" ist in den letzten Jahren durch die „perkutane Chordotomie" verdrängt worden. Bei dieser wird eine Koagulationssonde unter Bildwandlerkontrolle in den Vorderseitenstrang eingeführt. Durch Setzen eines elektrischen Reizes kann die Nadellage kontrolliert und erforderlichenfalls korrigiert werden. Bei exakter Nadellage erfolgt die Koagulation des Vorderseitenstranges.

b) Kommissurale Myelotomie
Bei diesem Eingriff werden die im Rückenmarksgrau kreuzenden Bahnen des Vorderseitenstranges durchtrennt. Gegenüber der Chordotomie ist die Komplikationsrate geringer; die Langzeitergebnisse zeigen jedoch eine hohe Schmerzrezidiv-Quote.

c) Rhizotomia posterior
Bei diesem Eingriff werden die in das Rückenmark eintretenden Hinterwurzeln in Höhe der segmentalen Schmerzausstrahlung durchtrennt. Außer zur Schmerzausschaltung wird dieses Operationsverfahren auch zur Herabsetzung des Tonus der unteren Extremitäten (= Spastizität) angewendet.

Vorbereitung zur Schmerzoperation
Alle geschilderten operativen Maßnahmen werden – bis auf die perkutane Chordotomie – nach Laminektomie durchgeführt. Zur Vorbereitung

sind alle in Kap. 2.6.2. angegebenen Maßnahmen zu treffen. Die postoperative Überwachung des Patienten kann in der Regel auf der neurochirurgischen Allgemeinstation erfolgen. Alle in Kap. 2.6.2. geschilderten Maßnahmen sind zu beachten.

Merke: Nach Schmerzoperation ist auf neurochirurgische Ausfälle zu achten, die unter exakter Zeitangabe zu protokollieren sind. Kommt es zur Progredienz neurologischer Ausfälle, ist unverzüglich der diensthabende Neurochiurg zu informieren.

Vorbereitung zur perkutanen Chordotomie
Wie in Kap. 2.6.2.
Zusatzuntersuchung: Spirometrie zur Erfassung der Atemgröße und Blutgasanalyse (Astrup).

Diese Zusatzuntersuchung gilt auch für den ersten postoperativen Tag.

Die perkutane zervikale Chordotomie wird am wachen Patienten durchgeführt, da der Operateur zur Bestimmung der exakten Nadellage auf die Mitarbeit des Patienten angewiesen ist. Der Patient braucht nicht nüchtern zu bleiben.

Postoperativ sind die in Kap. 2.6.2. angeführten Maßnahmen zu beachten.

Merke: Nach jeder zervikalen perkutanen Chordotomie kann es durch ein sich ausbreitendes Ödem der Medulla oblongata zu einer Atemdepression kommen. In den ersten 24 Std nach dem Eingriff sollten im Abstand von 6 Std Blutgaskontrollen durchgeführt werden.
Bei einer hochgradigen Atemdepression sind Intubation und Beatmung erforderlich.

3. Allgemeine Anatomie, Pathophysiologie und Pathomorphologie des peripheren Nervensystems

Das periphere Neuron (Nerven- oder Ganglienzelle mit Fortsätzen = Neuriten und Dendriten) erstreckt sich von der motorischen Vorderhornzelle des Rückenmarks bis zur neuromuskulären Endplatte im motorischen Verlauf und vom peripheren Rezeptor bis zur Umschaltestelle im Hinterhorn im sensiblen Abschnitt (Abb. 3.1.). In diesem Verlauf ist der periphere Nerv zahlreichen Schädigungsmöglichkeiten ausgesetzt. Dabei kommt es zu degenerativen Veränderungen sowohl des distalen als auch des proximalen Nervenabschnittes. Diese Degeneration läuft sowohl nach Durchtrennung einer Nervenfaser als auch nach Durchtrennung des gesamten Nerven gesetzmäßig ab (Waller'sche Degeneration). Dieser gesetzmäßige Ablauf wird durch die Form der Schädigung – scharfe Durchtrennung, Kompression, Kontusion, Anoxie, chemische oder thermische Zerstörung – nicht beeinflußt.

Bei der Totaldurchtrennung des Nerven mit stärkerem Auseinanderweichen der Nervenenden kommt es zu Blutungen in den Zwischenraum und zur Ausbildung eines Granulationsgewebes. Dadurch wird der größte Teil der vom körpernahen Nervenende auswachsende Nervenfasern abgelenkt. Kommt es dann noch zum Einwachsen von Bindegewebszellen und Blutgefäßen zwischen die Nervenfasern, ensteht das Neurom (= Geschwulst aus Nervenfasern).

Andererseits beginnen nach Nervenläsionen Regenerationsvorgänge. Als erstes sieht man etwa 3 Tage nach der Läsion ein Aussprossen der Schwann'schen Zellen des körperfernen Nervenstumpfes. Das führt zur Ausbildung eines Leitgewebes, das die vorwachsenden Achsenzylinder der körpernahen Stümpfe in die richtige Richtung lenkt. Die Wachstumsgeschwindigkeit des proximalen Axons beträgt durchschnittlich ca. 1 mm pro Tag. Dadurch kann man sich leicht errechnen, innerhalb welchen Zeitraumes die Reinnervation eines denervierten Muskels erfolgen kann. Während dieser Zeit ist eine physikalische Behandlung unter Mitarbeit des Patienten erforderlich.

3.1. Durchtrennung des peripheren Nerven

Bei der Durchtrennung des peripheren Nerven ist der Nerv in seinem gesamten Querschnitt durchtrennt. Diese Form ist die häufigste Nervenläsion. Nach der Verletzung spielen sich die in Kap. 3 geschilderten degenerativen Vorgänge ab. Die Regeneration erfolgt unter Aussprossung der Achsenzylinder.

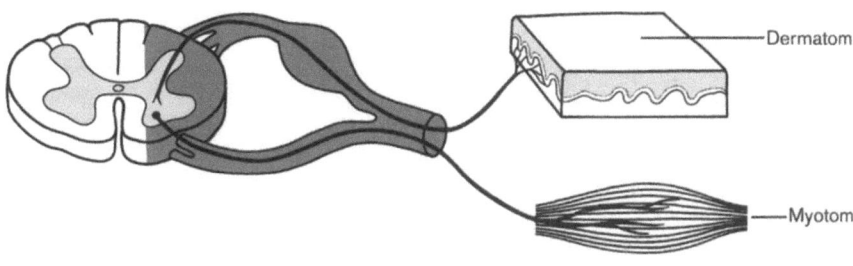

Abb. 3.1. Prinzip des Aufbaus des peripheren Nervensystems mit Dermatom und Myotom

3.2. Druckschädigung des peripheren Nerven

Bei der Druckschädigung des peripheren Nerven liegt eine Unterbrechung der Kontinuität der Nervenfasern bei erhaltenen Hüllstrukturen vor. Folge ist eine Waller'sche Degeneration. Die Regeneration spielt sich unter idealen Voraussetzungen ab, denn die auswachsenden Axone finden intakte Leitbahnen vor. Im Gegensatz zur Regeneration beim durchtrennten Nerven kann eine vollständige Wiederherstellung der Nervenfunktion erreicht werden.

Typische klinische Beispiele einer Druckschädigung des peripheren Nerven sind die Ulnarisparese durch chronische Druckschädigung im Sulcus nervi ulnaris (=Sulcus-ulnaris-Syndrom), die Druckschädigung des N. medianus im Karpal-Tunnel (= Karpaltunnelsyndrom) und die reversiblen Nervenwurzelkompressionen bei Bandscheibenvorfällen.

3.3. Praeoperative Untersuchungsmethoden

3.3.1. Klinischer Befund

Für viele periphere Nervenschädigungen ist schon die Inspektion richtungsweisend. Eine komplette Radialisparese erkennt man an der Fallhand, eine Medianusparese an der Schwurhand und eine Ulnarisparese an der Krallenhand (Abb. 3.2. a–c). Bei einer Schädigung des N. peroneus kommt es zum Steppergang. Eine Tibialisparese zeichnet sich dadurch aus, daß das Abrollen des Fußes und der Zehengang nicht möglich sind. Bei einer Schädigung des N. ischiadicus sind sowohl die Funktionen des N. peroneus als auch des N. tibialis ausgefallen.

Merke: Da der N. ischiadicus durch intraglutäale Injektionen gefährdet werden kann, muß man seine Beziehung zur Glutaealmuskulatur genau kennen (Abb. 3.3.).

Zur Unterstützung der klinischen Untersuchung dient der Schweißtest, der im Gebiet der sensiblen Ausfälle eine fehlende Schweißabsonderung (Anhidrose) ergibt.

Liegt eine Läsion im Bereich des Plexus vor, kommt es zu den typischen klinischen Bildern der Plexusschädigung. Am häufigsten betrifft diese den Plexus brachialis, der durch seine wenig geschützte Lage und die Engpaßbildung zwischen erster Rippe und Klavicula leicht verletzbar ist (Abb. 3.4.). Sowohl scharfe Verletzung (Messerstiche, Geschosse) als auch stumpfe Gewalteinwirkung (Motorradsturz, Zug am Arm unter der Geburt) führen zu kompletten oder particllen Lähmungen. Die Nerven können entweder einschließlich ihrer Wurzel vom Mark abgetrennt sein oder aber weiter peripher getroffen werden. Der Wurzelausriß ist im Myelogramm an der kontrastmittelgefüllten leeren Wurzeltasche erkennbar (s. 2.5.2.). Läsionen des Beinplexus sind im Vergleich zu denen des Armplexus seltener. Sie können posttraumatisch, durch direkten Tumordruck, nach lokalen Röntgenbestrahlungen und bei Stoffwechselerkrankungen (Diabetes mellitus) vorkommen.

Wenn die Haut und das Unterhautgewebe sensibel denerviert und von ihren vegetativen Versorgungszentren (s. 4.) abgeschnitten werden, so

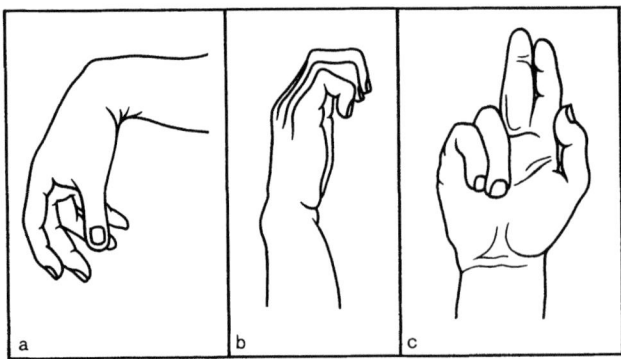

Abb. 3.2 a-c. Typische Stellung bei Ausfall der einzelnen Armnerven. **a** Radialislähmung mit Fallhand; **b** Ulnarislähmung mit Krallenhand; **c** Medianuslähmung mit Schwurhand

Praeoperative Untersuchungsmethoden

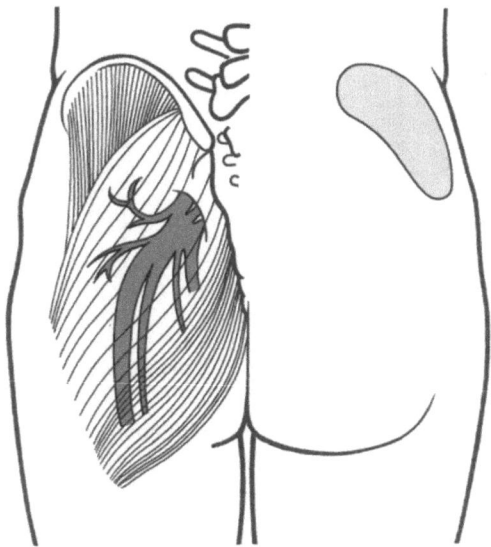

Abb. 3.3. Anatomische Darstellung des Verlaufs des Nervus ischiadicus. Rechts der Ort, an dem die intraglutäale Injektion ausgeführt werden kann

erleiden sie schwere trophische Veränderungen. Diese sind besonders ausgeprägt bei Läsionen der peripheren Nervenstämme und wirken sich am eindrucksvollsten an den Fingerspitzen bzw. an den Zehenspitzen aus. Dabei kommt es zu einem Verlust der Wölbung der Fingerbeeren sowie zu Veränderungen des Nagels und des Nagelbettes. Die Haut wird atrophisch und sehr empfindlich gegenüber mechanischen und thermischen Schädigungen. Alle Wunden in solchen Hautbezirken zeigen eine sehr schlechte Heilungstendenz.

3.3.2. Elektromyographie (EMG)

Auf die Elektromyographie als diagnostisches Verfahren wurde kurz im Kapitel der spinalen Diagnostik hingewiesen (s. 2.5.6.). Die Hauptindikation zur Elektromyographie stellen jedoch die peripheren Nervenverletzungen dar. Neurophysiologisch stellt die Elektromyographie die Registrierung von Potentialdifferenzen des Skelettmuskels bei Willkürinnervation oder unter pathologischen Bedingungen auch im Ruhezustand dar. Die Ableitung der Potentiale erfolgt über konzentrische bipolare Nadelelektroden, die im rechten Winkel zur Faserrichtung in den Muskelbauch eingestochen werden. Die Potentiale werden durch Lautsprecher hörbar oder durch einen Oszillographen sichtbar gemacht. Die Elektromyographie eignet sich:
1. Zur Unterscheidung myogener und neurogener Prozesse.
2. Zur Lokalisierung einer Läsion innerhalb des Vorderhorns, der Wurzel und des peripheren Nerven.
3. Zur frühzeitigen prognostischen Aussage bei peripheren Nervenverletzungen.

Vorbereitung zum EMG
Bei Erwachsenen keine besonderen Maßnahmen, bei Kindern erforderlichenfalls Sedierung (Valium, Choralhydrat).

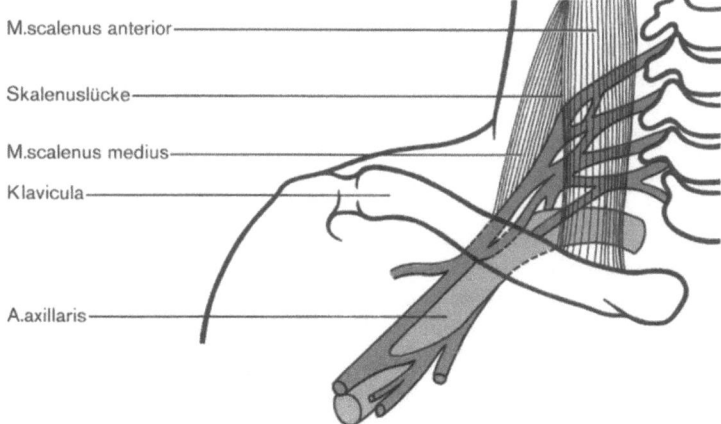

Abb. 3.4. Verlauf des Plexus brachialis mit seinen Schädigungsmöglichkeiten in der Skalenuslücke und unterhalb der Klavikula

3.3.3. Elektroneurographie (ENG)

Unter der Elektroneurographie versteht man die Untersuchung des peripheren Nerven und des neuromyogenen Überganges. Dadurch kann man die Erregbarkeit des Nerven, die Zeit zwischen Reiz und Reizantwort im sensiblen und motorischen Anteil sowie die sensible und motorische Nervenleitgeschwindigkeit bestimmen. Wichtig ist für die Neurochirurgen die Messung der Nervenleitgeschwindigkeit bei einer Kompression des Nerven, wobei sich immer eine erheblich verlängerte Nervenleitgeschwindigkiet findet (s. 3.3.1.).

Vorbereitung zur Elektroneurographie
Bei Erwachsenen keine besonderen Maßnahmen, bei Kindern erforderlichenfalls Sedierung (Valium, Chloralhydrat).

3.3.4. Muskelbiopsie

Die Muskelbiopsie kann bei diagnostisch unklaren Fällen die Differenzierung einer neurogenen oder myogenen Form einer Muskelatrophie ermöglichen. Die Biopsie erfolgt aus dem erkrankten Muskel und in der Regel in Lokalanaesthesie.

Vorbereitung zur Muskelbiopsie
Bei Erwachsenen in der Regel keine besonderen Maßnahmen; bei Kindern und unruhigen Patienten Sedierung (Valium, Chloralhydrat).

3.4. Prae- und postoperative pflegerische Dienste

3.4.1. Operationen am durchtrennten Nerven

Durch die Einführung des Operationsmikroskopes und damit verbunden durch die Verwendung feinerer Instrumente und feineren Nahtmaterials hat die Chirurgie der peripheren Nervenverletzungen einen erheblichen Fortschritt erzielt. An Operationstechniken kommen im wesentlichen zwei Verfahren zur Anwendung:
1. Die End-zu-End-Naht (Abb. 3.5.). Nach Darstellung frischer Nervenkabel werden die

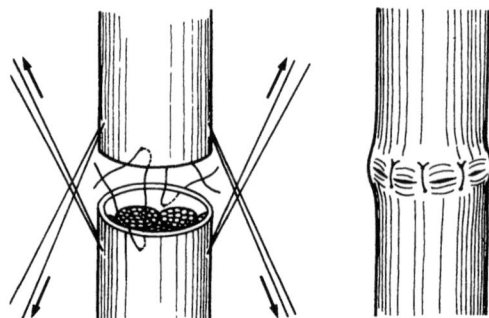

Abb. 3.5. Prinzip einer End-zu-Endnaht eines Nerven

Nervenenden aneinander adaptiert und das Perineurium genäht. Dieses Verfahren darf nur dann zur Anwendung kommen, wenn sich die Nervenstümpfe spannungsfrei aneinanderlegen lassen.
2. Ist eine unter 1. beschriebene Naht nicht möglich, muß der Defekt zwischen beiden Nervenenden durch ein autologes Nerventransplantat überbrückt werden (Abb. 3.6. a–c). Als Transplantat eignet sich der N. suralis, der die Außenkante des Fußes sensibel versorgt, am besten.

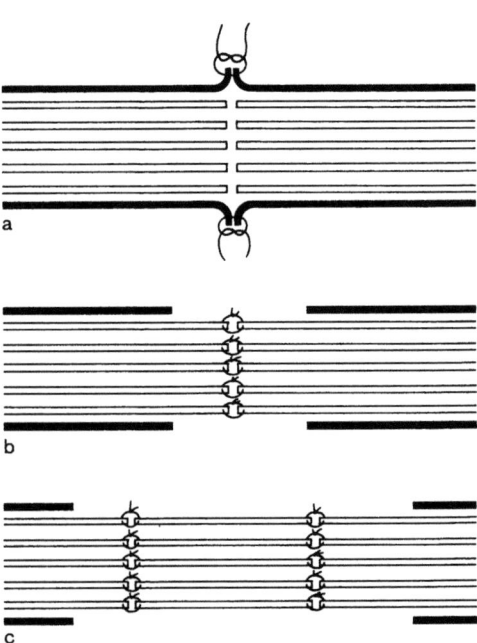

Abb. 3.6 a-c. Schematische Darstellung verschiedener Operationstechniken. **a** End-zu-Endnaht. **b** Faszikelnaht. **c** Faszikel interposition

Vorbereitung zur Nervennaht
a) Internistisch: Allgemeinuntersuchung, Elektrokardiogramm, Thorax-Aufnahme. Erforderlichenfalls: Spirometrie und andere Zusatzuntersuchungen.
b) Labortechnisch: Blutbild, Blutsenkungsgeschwindigkeit, Leberwerte, Harnstoff, Kreatinin, Elektrolyte, Gesamteiweiß, Quick, Blutgruppe. Kreuzblutabnahme ist in der Regel nicht notwendig.

Am Vorabend der Operation: Ganzkörperbad, Abführen, Rasur der betroffenen Extremität, ab 22.00 Uhr nüchtern, Nachtmedikation nach Angaben des Anaesthesisten (meist 10 bis 20 mg Valium).

Am Operationsmorgen ist wegen der Länge der Operation ein Dauerkatheter zu legen. Praemedikation nach Angaben des Anaesthesisten.

Die postoperative Betreuung des Patienten erfolgt auf der neurochirurgischen Allgemeinstation. Die stationäre Behandlung ist in der Regel mit Abschluß der Wundheilung und dem Ziehen der Fäden am 8. postoperativen Tag beendet.

Ebenso wichtig wie die Nahttechnik ist für den Erfolg einer Nervennaht die richtige Nachbehandlung. Diese beinhaltet zunächst eine aktive Bewegungstherapie, um die Beweglichkeit der Gelenke zu erhalten. Andererseits ist eine Elektrotherapie als passive Maßnahme durchzuführen, um eine Atrophie des denervierten Muskels zu verhindern.

3.4.2. Operationen am druckgeschädigten Nerven

Liegt eine Druckschädigung eines peripheren Nerven vor (s. 3.2.), so besteht das Prinzip der Operation darin, die Ursache des Druckes zu beheben. Ein von außen drückender Tumor muß extirpiert werden. Handelt es sich um ein Karpaltunnelsyndrom, muß das den N. medianus komprimierende Ligamentum carpi transversum gespalten werden. Bei einer Kompression des N. ulnaris im Sulcus nervi ulnaris ist die Spaltung der den Nerven umgebenden Faszie zur Entlastung häufig ausreichend. Ist das nicht der Fall, wird der N. ulnaris auf die Beugeseite des Armes vorverlagert.

Liegt ein Nerv im Narbengewebe eingemauert, wird seine Lösung aus diesem (Neurolyse) häufig erfolgreich sein.

Vorbereitung zur Operation am druckgeschädigten Nerven
Die Vorbereitung zur Operation am druckgeschädigten Nerven entsprechen denen am durchtrennten Nerven. Ebenso gelten die postoperativ zu beachtenden Maßnahmen (s. 3.4.1.).

3.4.3. Operationen bei Plexusschädigungen

Liegt eine Schädigung des Plexus brachialis ohne Ausriß der Wurzeln aus dem Rückenmark vor (s. 3.3.1.), wird der verletzte Nervenstrang entweder durch eine End-zu-End-Naht oder Transplantation des N. suralis versorgt.
Bei nachgewiesenem Wurzelausriß ist eine Therapie nicht möglich.
Bei den vergleichsweise seltenen Läsionen des Plexus lumbalis gelten dieselben Regeln wie beim Plexus brachialis.

Vorbereitung zur Operation von Plexusschädigungen
Die Vorbereitung zur Operation von Plexusschädigungen entsprechen denen am durchtrennten Nerven. Ebenso gelten die postoperativen Richtlinien wie Kap. 3.4.1..

3.4.4. Operationen bei Nerventumoren

Unter den seltenen Geschwülsten der peripheren Nerven sind Neurinome (= Nervenfasergeschwulst) am häufigsten anzutreffen. Gehen diese Tumoren von nur einem Nervenkabel aus, können sie nach Spaltung der Hülle und Erhaltung der restlichen Faszikel herausgeschält werden. Häufig ist jedoch eine völlige Durchtrennung des Nerven zur Extirpation des Tumors nicht zu umgehen. Der dadurch entstandene Defekt wird durch End-zu-End-Naht oder durch ein Transplantat überbrückt.

Vorbereitung zur Operation von Nerventumoren
Die Vorbereitung zur Operation von Nerventumoren entsprechen denen am durchtrennten Nerven. Ebenso gelten die postoperativ zu beachtenden Richtlinien (s. 3.4.1.).

4. Allgemeine Anatomie, Pathophysiologie und Pathomorphologie des vegetativen Nervensystems

Das vegetative Nervensystem stellt die Gesamtheit der dem Einfluß des Willens und dem Bewußtsein entzogenen Nerven und Ganglienzellen dar, deren Aufgabe die Regulierung der Lebensfunktionen, d.h. Atmung, Verdauung, Stoffwechsel, Sekretion, Wasserhaushalt usw., ist. Dabei lassen sich zwei Hauptgruppen unterscheiden:
1. Sympathisches System (Abb. 4.1.)
2. Parasympathisches System.

Die Funktionen der Systeme sind aus Tabelle 4.1. ersichtlich. Eingriffe am vegetativen Nervensystem werden aus neurochirurgischer Sicht bei bestimmten Schmerzzuständen, zur Beeinflussung abnormer Schweißsekretion und zur Gefäßerweiterung notwendig. Fast ausschließlich wird am Sympathikus vorgegangen. Als Test zur Operationsindikation kann der Sympathikus durch Injektion eines Lokalanaestheti-

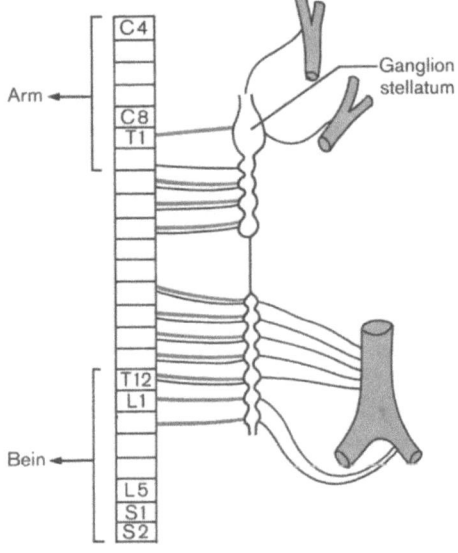

Abb. 4.1. Schematische Darstellung des sympathischen Anteils des vegetativen Nervensystems

Tabelle 4.1

Organ	Sympathikusreiz	Parasympathikusreiz
Herz	Beschleunigung	Verlangsamung
Gefäße	Konstriktion	Dilatation
Koronargefäße	Dilatation	Konstriktion
Pupillen	Erweiterung	Verengerung
Bronchien	Dilatation	Konstriktion
Ösophagus	Erschlaffung	Kontraktion
Magen (Peristaltik u. Drüsentätigkeit)	Hemmung	Anregung
Dünn- u. Dickdarm (Peristaltik)	Hemmung	Anregung
Leber	Förderung des Glykogenabbaus	–
Blase	Urinretention, Hemmung des Detrusors, Erregung des Sphinkters	Urinentleerung, Anregung d. Detrusors, Erschlaffung d. Sphinkters
Genitalien	Vasokonstriktion	Vasodilatation und Erektion
Nebennieren	Anregung d. Adrenalinsekretion	Hemmung der Adrenalinsekretion
Stoffwechsel	Steigerung der Dissimilation	Steigerung der Assimilation
Pankreas (Insulinsekretion)	Hemmung	Anregung
Schilddrüse (Sekretion)	Anregung	Hemmung

kums (Novocain) ausgeschaltet werden. Typische Injektionspunkte sind das Ganglion stellatum bei Schmerzzuständen im Schulter-Arm-Bereich und der paravertebrale Sympathikus im Lumbalbereich bei der Lumbago.

Temporäre Grenzstrangblockaden

1. Stellatum-Blockade
Blockade des Ganglion cervicale inferius (Ganglion stellatum) mit 10 ml 1%igem Novocain. (Kanüle von 8 bis 10 cm Länge).
Der Kopf des Patienten wird in Reklination auf einer Nackenrolle gelagert. Ist das Ganglion stellatum exakt getroffen, so entsteht das *Horner-Syndrom*.

Horner-Syndrom: Miosis = Verengung der Pupille
Ptosis = Herabhängen des Lides
Enophthalmus = Zurücksinken des Auges.

Nach der Blockade soll der Patient 1 Std ruhen

2. Lumbale Blockade
Blockade des paravertebralen Sympathikus im Lumbalbereich mit 60 bis 80 ml $1/4$ oder $1/2$%igem Novocain (Kanüle von 12 bis 15 cm Länge).
Lagerung des Patienten: Seitlich (gesunde Seite) oder Bauchlage. Danach mindestens 1 Std Bettruhe mit halbaufgerichtetem Oberkörper.

4.1. Chirurgie des vegetativen Nervensystems

Liegt eine der im Kap. 4 aufgezählten Indikationen zur Ausschaltung des Sympathikus vor, wird dieser je nach Lokalisation des Krankheitsprozesses zervikal, thorakal oder lumbal durchtrennt. Im Thorakalabschnitt kann dabei endoskopisch vorgegangen werden, wodurch das Operationsrisiko herabgesetzt wird.

Tumoren des vegetativen Nervensystems sind selten. Sympathoblastome treten vorwiegend im Kindesalter auf. Sie wachsen infiltrierend und können in den Spinalkanal eindringen, wodurch es zu Querschnittssyndromen kommen kann. Gangliozytome, Phaeochromozytome und Glomus-jugulare-Tumoren sind weitere Neubildungen des vegetativen Nervensystems.

Vorbereitung zur Operation am vegetativen Nervensystem

a) Internistisch: Allgemeinuntersuchung, Elektrokardiogramm, Thorax-Aufnahme, erforderlichenfalls Spirometrie und andere Zusatzuntersuchungen

b) Labortechnisch: Blutbild einschließlich Differentialblutbild, Blutsenkungsgeschwindigkeit, Leberwerte, Harnstoff, Kreatinin, Elektrolyte, Gesamteiweiß, Quick, Blutgruppe. Am Vorabend des Eingriffes Kreuzblutabnahme und zwei bis sechs Konserven kreuzen.
Beim Phaeochromozytom Zusatzuntersuchungen mit Bestimmung der Katecholamine im Blut und im Urin
Am Vorabend: Ganzkörperbad, Abführen, Breikost, ab 22.00 Uhr nüchtern,
Nachtmedikation nach Angaben des Anaesthesisten (meist 10 bis 20 mg Valium). *Am Operationsmorgen* Praemedikation nach Angaben des Anaesthesisten.

Die postoperative Beobachtung sympathektomierter Patienten erfolgt in der Regel auf der neurochirurgischen Allgemeinstation.

Tumoren des vegetativen Nervensystems werden je nach Lokalisation vom Allgemeinchirurgen oder Thoraxchirurgen operiert. Ist der infiltrierend wachsende Tumor in den Spinalkanal eingedrungen, wird der Tumor in neurochirurgisch-allgemeinchirurgischer Teamarbeit entfernt.

5. Allgemeine Entwicklungsgeschichte, Pathophysiologie und Pathomorphologie der Fehlbildungen im Säuglings- und Kindesalter

Das Zentralnervensystem wird vom äußeren Keimblatt (Ektoderm) zunächst als Medullarrinne angelegt. Die Medullarrinne schließt sich zum Medullarrohr und löst sich gleichzeitig vom Ektoderm. Störungen dieses Verschlusses werden als Verschlußstörungen oder Spaltbildungen (= Dysraphien) bezeichnet. Diese können sowohl im Bereich des Schädels als auch des Rückenmarkes auftreten. Bei den höchstgradigen Entwicklungsstörungen wird das Stadium der offenen Medullarrinne beibehalten.

Zur Erklärung dieser Mißbildungen werden genetische (= entwicklungsgeschichtliche) und umweltbedingte Faktoren herangezogen. Zu den letzteren zählen Infektionen, Plazentaerkrankungen, das Alter der Schwangeren, Sauerstoffmangel und hyperglykämische Faktoren. Darüberhinaus scheint eine Beziehung der Mißbildung zu erblichem bzw. chromosomalen Fehlverhalten möglich (Chromosomen = Träger der Erbanlagen). Auf 100 Geburten wird mit einer Fehlbildung gerechnet, 10% davon betreffen das Zentralnervensystem. Da jedoch die Ausbildung des Nervensystems mit der Geburt nicht abgeschlossen ist, können exogene Faktoren auch noch in den ersten Lebensjahren zu Fehlbildungen führen.

5.1. Kraniale Fehlbildungen

Fehlbildungen der Weichteile des Schädels können isoliert oder zusammen mit anderen Defekten auftreten. Sie sind neurochirurgischerseits von untergeordneter Bedeutung.

Zu den Mißbildungen des Schädelknochens werden die angeborenen Schädelverformungen durch vorzeitige Verknöcherung einer oder mehrerer Schädelnähte (= Kraniostenosen) gerechnet. Dadurch kommt es zu einem Mißverhältnis zwischen dem Hirnvolumen und dem Schädelinnenraum und schließlich zum Hirndruck (s. 1.1.). Fehlbildungen der Schädelbasis können durch Druck auf die Medulla oblongata oder durch Verlegung der Liquorzirkulation zu spinalen Symptomen oder zum Hirndruck führen. Fehlbildungen des Hirns treten organbeschränkt oder mit weiteren Fehlbildungen kombiniert auf. Zysten der Hirnsubstanz (= Porenzephalien) sind sekundäre Höhlenbildungen nach einer Hirnschädigung während der Entwicklung, die zu spastischen, oft halbseitigen Paresen führen. Das Arnold-Chiari-Syndrom ist eine zapfenförmige Mißbildung und Verlagerung basaler Kleinhirnanteile und des hinteren Anteils der Medulla oblongata in den Zervikalkanal hinein. Dadurch wird die Liquorzirkulation behindert: Hydrozephalus und Hirndruck sind die Folge.

Die neurochirurgisch wichtigsten Fehlbildungen von Schädel und Hirn sind die Hirnbrüche (= Zephalozelen), d. h. Ausstülpungen des Hirns und seiner Häute durch einen angeborenen Schädelknochendefekt. Der Grad der Beteiligung der Hirnhäute und des Hirns kann dabei unterschiedlich sein (Abb. 5.1. a–c). Enzephalozelen kommen sowohl an der Konvexität als auch an der Basis des Schädels vor.

5.2. Spinale Fehlbildungen

Fehlbildungen im Wirbelsäulenbereich sind häufig. So haben 0,1 bis 0,5% der Lebendgeborenen eine Spinabifida posterior (= angeborene Spaltbildung der Wirbelsäule an der hinteren Wirbelbogenseite). Klinisch entscheidend ist die Differenzierung in eine offene (= Spina bifida aperta) oder geschlossene Spaltbildung (= Spina bifida occulta). Für die Neurochirurgen wichtig ist die Spina bifida aperta, bei der es sich um einen ausgebliebenen Verschluß des hinteren Wirbelbogens mit Beteiligung des Rückenmarkes und seiner Häute handelt. Nach

Spinale Fehlbildungen

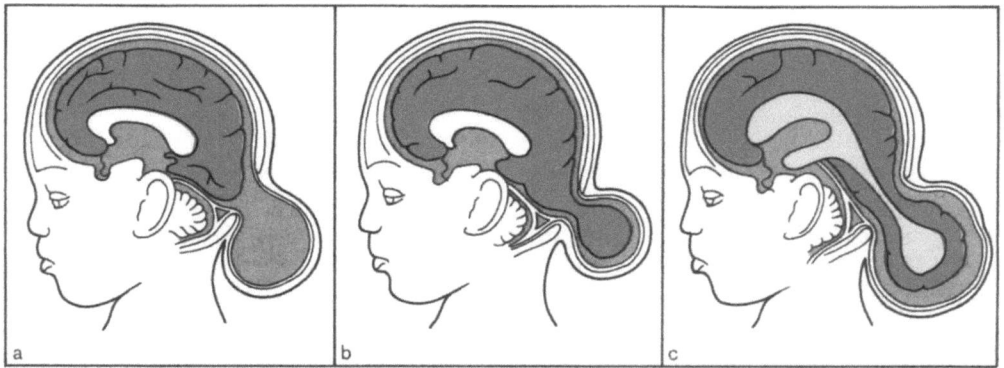

Abb. 5.1 a-c. Formen der Hirnbrüche. **a** Meningozele. **b** Meningoenzephalozele. **c** Meningoenzephalozystozele

dem Ausmaß der Rückenmarkbeteiligung werden drei Schweregrade unterschieden (Abb. 5.2.).
1. Meningozele = Ausstülpung der Rückenmarkhäute bei annähernd normal lokalisiertem, nicht selten trotzdem fehlgebildeten Mark.
2. Myelozele: = Ausstülpung der freiliegenden Neuralplatte
3. Myelozystozele: = Zystische Auftreibung des geschlossenen Neuralrohres.

Die Therapie dieser Mißbildungen ist operativ und besteht in einer Versenkung des freiliegenden Rückenmarkes und seiner Deckung mit Dura und Haut. Die Operation sollte innerhalb der ersten 12 Std. nach der Geburt erfolgen. Nicht operiert wird bei Fehlen der allgemeinen Operationsfähigkeit, begleitenden schweren Mißbildungen, florider Meningitis und exzessivem Wasserkopf.

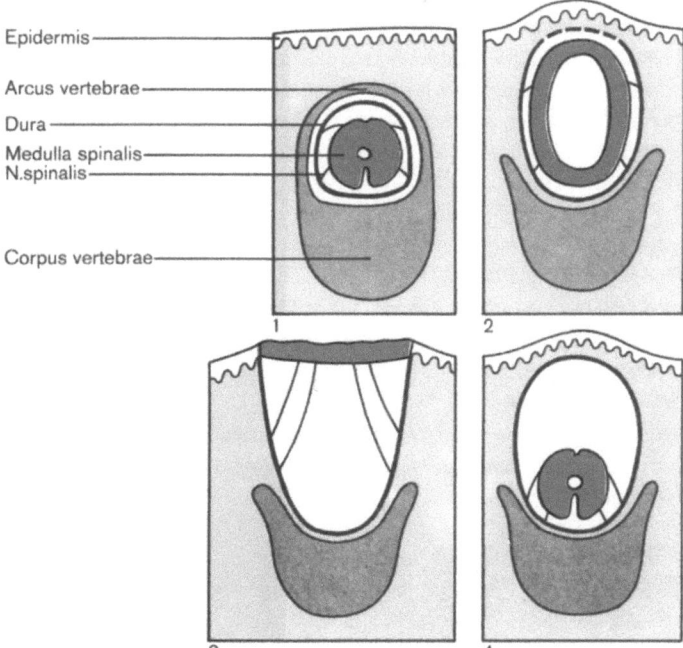

Abb. 5.2. Schematische Querschnitte durch die Wirbelsäule. 1. Normale Verhältnisse; 2. Myelozystozele; 3. Myelomeningozele; 4. Meningozele

5.3. Prae- und postoperative pflegerische Dienste

5.3.1. Operationen kranieller Fehlbildungen

Für die Neurochirurgen sind die Operationen der Kraniostenosen, der Mißbildungen im Kleinhirnbereich und der Enzephalozelen die wichtigsten. Zur Operation sind umfangreiche Vorbereitungen notwendig, Besondere Rechnung muß dem Umstand getragen werden, daß es sich bei den zu Operierenden um stunden- oder tagealte Säuglinge handelt. Dazu ist praeoperativ in jedem Falle ein Konsil zwischen Pädiater, einem in der Kinderanaesthesie versiertem Anaesthesisten und einem Neurochirurgen notwendig:

a) Pädiatrisch-internistisch: Allgemeinuntersuchung, wobei insbesondere auf weitere Mißbildungen zu achten ist; Elektrokardiogramm, Thorax-Aufnahme.

b) Labortechnisch: Blutbild einschließlich Differentialblutbild, Blutsenkungsgeschwindigkeit, Leberwerte, Harnstoff, Kreatinin, Elektrolyte, Gesamteiweiß, Quick, Blutgruppe. Bei ausgedehnteren Operationen Kreuzblutabnahme und ein bis zwei Konserven kreuzen. Blutgasanalyse (Astrup) und Gerinnungsstatus obligatorisch.

c) Allgemein: Vor der Operation ist eine genaue Aufklärung der Kindeseltern erforderlich; die Einverständniserklärung zur Operation muß schriftlich gegeben werden.
Praemedikation nach Angaben des Anaesthesisten (meist lediglich Atropin).

Die postoperative Betreuung des Patienten erfolgt auf der neurochirurgischen Wachstation. Dabei ist zu beachten:

a) Ärztliche Verordnungen müssen sofort nach der Verlegung des Säuglings auf die Wachstation auf einem Verordnungsbogen fixiert werden.

b) Puls, Blutdruck und Temperatur sind innerhalb der ersten 6 Std. $^1/_2$-stündlich, dann 1-stündlich zu messen.

c) Respiratorische Probleme: Bleibt der Säugling postoperativ intubiert, muß für eine Befeuchtung der Einatmungsluft gesorgt werden. Beim Absaugen ist auf vitale Reflexe zu achten. Ist der Patient postoperativ nicht intubiert, muß auf Atemform und Atemfrequenz geachtet werden.

d) Die Registrierung der Bewußtseinslage ist vorrangig. Wird ein zunächst wacher bzw. erweckbarer Säugling somnolent, ist eine Erhöhung des intrakraniellen Druckes zu befürchten und der diensthabende Neurochirurg unverzüglich zu informieren.

e) Treten generalisierte oder fokale Anfälle auf, muß unverzüglich ein Antiepileptikum intravenös injiziert werden (Valium oder Luminal teilstrichweise, Chloralhydrat). Kommt es zu einem lebensbedrohlichen Status epilepticus, muß der Patient intubiert, relaxiert und beatmet werden.

f) Neurologische Ausfälle, d. h. vor allem einseitige Pupillenerweiterungen und Halbseitenlähmungen, sind sofort mit genauer Zeitangabe zu registrieren und dem diensthabenden Neurochirurgen unverzüglich mitzuteilen.

g) Postoperative Labortechnik: Bei glattem Verlauf ist eine einmalige Kontrolle folgender Laborwerte ausreichend: Elektrolyte, Blutbild, Astrup.

h) Die Urinausscheidung ist zu registrieren und auf ihren Glukosegehalt zu prüfen, erforderlichenfalls: Stündliche Bilanzierung der Ein- und Ausfuhr.

Bei glattem Verlauf erfolgt die Verlegung des Säuglings auf die Allgemeinstation am 2. bis 3. postoperativen Tag.

5.3.2. Operationen spinaler Fehlbildungen

Hat man die Indikation zu einer Operation einer spinalen Fehlbildung gestellt, müssen eine Reihe von praeoperativen Maßnahmen berücksichtigt werden. Allen voran geht ein Konsil zwischen Pädiater, Anaesthesisten und Neurochirurgen.

a) Pädiatrisch-internistisch: Allgemeinuntersuchung, wobei insbesondere auf weitere Mißbildungen zu achten ist; Elektrokardiogramm, Thorax-Aufnahme, erforderlichenfalls Zusatzuntersuchung.

b) Labortechnisch: Blutbild einschließlich Differentialblutbild, Blutsenkungsgeschwindigkeit Leberwerte, Harnstoff, Kreatinin, Elektrolyte, Gesamteiweiß, Quick, Blutgruppe,

Kreuzblutabnahme und ein bis zwei Konserven kreuzen, Blutgasanalyse (Astrup) und Gerinnungsstatus obligatorisch.

c) Allgemein: Genaue Aufklärung der Kindeseltern, Operation nur nach schriftlicher Einverständniserklärung. Praemedikation nach Angaben des Anaesthesisten (meist nur Atropin).

Die postoperative Betreuung kann bei glattem Verlauf auf der Kinder-neurochirurgischen Allgemeinstation erfolgen.

Nach Verschluß der spinalen Fehlbildung ist darauf zu achten, ob sich im Rahmen einer begleitenden kranialen Mißbildung (s. 5.1.) ein Hydrozephalus entwickelt, der dann durch eine liquorableitende Operation zu behandeln wäre. Des weiteren ist zur Behandlung des Spinabifida-Kindes ein Urologe zur Therapie der Blasen-Mastdarmstörung hinzuzuziehen. Die Korrektur von Fehlbildungen der Beine und Füße erfolgt orthopädischerseits.

Die mit der Myelodysplasie einhergehenden partiellen oder totalen Querschnittslähmungen erfordern umfassende Behandlungs- und Rehabilitationsmaßnahmen von orthopädischer Seite. Kinder mit Rückenmarksfehlbildungen sind möglichst frühzeitig, d. h. vom ersten Tage an, vom Orthopäden mitzubetreuen, denn die notwendigen korrigierenden Maßnahmen müssen teilweise schon sehr frühzeitig eingeleitet werden. Luxationen und Deformitäten der Hüften sowie der unteren Extremitäten, die mit dem Lähmungsbild zusammenhängen, lassen sich größtenteils operativ korrigieren. In vielen Fällen kann die gelähmte Glutäalmuskulatur durch eine Transposition des noch innervierten Psoasmuskels funktionell ersetzt werden. Die Kinder können hierdurch mit orthopädischen Apparaten gehfähig werden, zumindest aber wird Stehfähigkeit erlangt. Nach Abschluß der neurochirurgischen Primärversorgung sollten die querschnittsgelähmten Kinder möglichst frühzeitig in einem der für diese speziellen Rückenmarksfehlbildungen geschaffenen klinischen Zentren vorgestellt werden, denn die weitere Rehabilitation beinhaltet eine sehr spezielle, komplexe Problematik.

6. Literatur

Bushe, K. A., Glees, P.: Chirurgie des Gehirns und Rückenmarks im Kindes- und Jugendalter. Stuttgart: Hippokrates 1968

Kempe, G.: Operative Neurosurgery. Vol. I und II. Berlin-Heidelberg-New York: Springer 1968

Krayenbühl, H., Yasargil, M. G.: Zerebrale Angiographie für Klinik und Praxis. Stuttgart: Thieme 1963

Merrem, G.: Lehrbuch der Neurochirurgie. Berlin: VEB Verlag Volk und Gesundheit 1970

Pernkopf, E.: Atlas der topographischen und angewandten Anatomie des Menschen. 1. Band: Kopf und Hals. München-Berlin: Urban und Schwarzenberg 1963

Schirmer, M.: Einführung in die Neurochirurgie. Ärztliche Propädeutik und Lehrbuch für medizinische Assistenzberufe. 3. überarb. und erw. Auflage. München: Urban und Schwarzenberg 1976

7. Sachverzeichnis

Adenom, chromophobes
–, eosinophiles
Agraphie 7
Akalkulie 7
Akromegalie 19
Alexie 7
Anfall, epileptischer 6, 7, 9, 15, 24, 42
Angiographie, cerebrale 10
–, spinale 24
Anhidrose 34
Antiepileptika 15
Anulus fibrosus 24
Aphasie 7, 8, 16
–, mnestische 8
–, motorische 8
–, sensorische 8
Aphonie 8
Apraxie 7
Arnold-Chiari-Syndrom 40, 43
Atemdepression 32

Babinskische Zeichen 22
Bandscheibenvorfälle 22, 23, 24, 25, 26, 27
Blasentraining 30
Brocasches Zentrum 8
Brown-Séquard'sche Lähmung 22, 30
Bulbärparalyse 8

Cauda-Syndrom, 25
Chordotomie, offene 31
–, perkutane 31
Circulus arteriosus Willisi 3
Cloward, Op. nach 28, 30
Commotio spinalis, 30
Computertomographie 13
Contusio spinalis 30
Crutchfield-Zange 30, 31
Cushing-Reflex 6

Dekompensation 6
Dekubitusprophylaxe 29
Diabetes insipidus 15, 20
Diskographie 24
Durchgangssyndrom 8, 18
Dysraphien 40

Echoencephalographie 9
Einklemmung, obere 4, 5, 14
–, untere 4, 5, 12, 15
EEG 8, 9
Elektrokoagulation 19

Elektromyographie 25, 35
Elektroneurographie 36
Elektrotherapie 37
Enthirnungsstarre 8
Entlastungshämatom 18
Enzephalographie 12
Enzephalozele 40, 41, 42
Exophthalmus 12
Extrapyramidale Syndrome 7, 17

Faszikel 37
Fazialisparese 17
Fehlbildungen, kraniale 40
–, spinale 40
Flavektomie 26
Fontanellenpunktion 17

Ganglion Gasseri 19
Grand mal 6
Großhirnsyndrome 7
Großhirntrepanation 14, 15
Gyrus angularis 8

Hämatom, epidural 20
–, intrazerebral 20
–, subdural 20
Hämatome, kraniale 4, 20
Heberwirkung 12, 13, 18
Hemianopsie 7
Hemilaminektomie 26, 27
Hirnatrophie 12
Hirndruck 3, 4, 12, 14, 16
–, akuter 6, 17, 20, 42
–, chronischer 6
–, subakuter 6
Hirngefäße 3
Hirnnerven 6, 7, 8, 15, 17
Hirnödem 4, 16
Hirnstammsyndrome 8
Hirnszintigraphie 9
Horner-Syndrom 39
Hydrozephalus 4, 12, 17, 43
Hyperkinese 8
Hyperostosen 10
Hypokinese 8
Hypophysektomie 15, 19
Hypoxie 4

Impressionsfraktur 20
Innenrotationsstreckspasmen 5
Isotopen-Diagnostik 9, 25

Sachverzeichnis

Jackson-Epilepsie 7
Jugularvenen-Kompression 25

Karotisangiographie 10
Karpaltunnel-Syndrom 34, 37
Kleinhirnbrückenwinkeltumor 8, 17
Kleinhirntonsillen 4, 5
Knochendübel 27, 28
Koma 6, 8
Kontrastmittel 10, 23, 24
Kontusionsherde 9
Kraniostenose 40, 42

Laminektomie 29, 30, 31
Liquor 14, 17, 24, 25
Liquordrainage 13
Liquordruck 25
Liquorfistel 30
Liquorszintigraphie 10
Lumbalpunktion 12, 13

Massenverschiebung 5
Meningozele 41
Mittelhirn 5
Muskelatrophie 36
Muskelbiopsie 36
Myelographie 23, 35
Myelotomie 31
Myeloszintigraphie 25
Myelozele 41
Myelozystozele 41

Nahtsprengung 10
Nervenleitgeschwindigkeit 36
Nervennaht 36
Nerventransplantat 36, 37
Nervus abducens 6
Nervus ischiadicus 34
Nervus medianus 34
Nervus peronaeus 34
Nervus suralis 36
Nervus tibialis 34
Nervus ulnaris 34
Nervus vagus 17
Neurinome 37
Neurocranium 135
Neurom 33
Neuron 33
Nystagmus 8

Ossovenographie 24

Paraesthesien 22
Parasympathikus 38
Parkinson-Krankheit 17
Petit mal 7
Phlebographie, orbitale 12
Photismen 7
Plexus brachialis 35, 37

Plexus lumbalis 35, 37
Pneumonieprophylaxe 16
Porenzephalie 40
Psychochirurgie 17
Pudenz-Heyer 17

Queckenstedt'scher Versuch 25
Querschnittsymptome 22, 30, 39, 43

Reflexblase 22
Rhizotomie 31
Rückenmarksbahnen 21
Rückenmarksgefäße 21
Rückenmarkshäute 21
Rückenmarksschädigung 22

Schädel-Hirnverletzung, fronto-basale 20
Schädel-Hirnverletzung, offene 20
Schanz'sche Krawatte 28
Schmerz 21, 22
Schwann'sche Zellen 33
Seldinger-Katheter 24
Sella 10
Somnolenz 6, 8, 12
Sopor 8
Spastik 22, 31
Spina bifida 41, 43
Spinale Verletzungen 29
Spitz-Holter 17
Stammhirn
Status epilepticus 6
Stauungspapille 6
Stellatum, Blockade 39
Stellatum, Ganglion 38, 39
Stereotaxie 17
Subokzipitalpunktion 12, 14
Sulcus-Ulnaris-Syndrom 34, 37
Sympathikus 38, 39

Tentorium cerebelli 2
Thermokoagulation 19
Thromboseprophylaxe 16, 26
Tomographie 23
Trigeminusneuralgie 18, 19
Tumoren, kraniale 4
–, des peripheren Nerven 33, 37
–, spinale 23, 28, 29
–, des vegetativen Nervensystems 39

Unterdrucksymptome 18

Ventrikulo-atrialer Shunt 17
Ventriculographie 12
Ventrikulo-peritonealer Shunt 18
Vertebralisangiographie 11
Viscerocranium

Waller'sches Gesetz 33, 34
Wernicke'sches Zentrum 8

Fachschwester – Fachpfleger

> *Operative Medizin*

Herausgeber: G. Gille, B. Horisberger, B. Kaltwasser, K. Junghanns, R. Plaue

J. Hamer, C. Dosch

Neurochirurgische Operationen
Weiterbildung
Mit einem Geleitwort von K. Junghanns
1978. 80 Abbildungen. IX, 78 Seiten
DM 28,–; US $ 15.40
ISBN 3-540-08631-5

Inhaltsübersicht: Neurochirurgische Instrumente. – Spezielle Neurochirurgische Geräte. – Neurochirurgisch-Diagnostische Eingriffe. – Neurochirurgische Operationen. – Literatur. – Sachverzeichnis.

W. Saggau, T.-R. Billmaier

Herz- und Gefäßoperationen
Weiterbildung
1979. 100 Abbildungen. Etwa 120 Seiten
DM 36,–; US $ 19.80
ISBN 3-540-08735-4

Inhaltsübersicht: Allgemeiner Teil – Herz- und Gefäßchirurgie. – Spezieller Teil – Herzchirurgie. – Allgemeiner Teil – Gefäßchirurgie. – Spezieller Teil – Gefäßchirurgie. – Spezieller Teil – Venenchirurgie. – Sachverzeichnis.

> *Anaesthesie – Intensivmedizin*

Herausgeber: F. W. Ahnefeld, W. Dick, M. Halmágyi, H. Nolte, T. Valerius

Weiterbildung 1
Richtlinien, Lehrplan, Organisation
Von F. W. Ahnefeld, W. Dick, M. Halmágyi, T. Valerius
1975. XIII, 204 Seiten
DM 24,–; US $ 13.20
ISBN 3-540-07115-6

Inhaltsübersicht: Richtlinien über die Weiterbildung. – Richtlinien zur Anerkennung als Weiterbildungsstätte. – Richtlinien über die Förderungsfähigkeit. – Einteilung des Gesamtlehrplanes. – Anmeldung und Zulassung. – Durchführung der Weiterbildung. – Leistungsnachweise. – Durchführung von Prüfungen.

> *Anaesthesie – Intensivmedizin*
>
> *Innere Medizin – Intensivmedizin*

M. Halmágyi, T. Valerius

Weiterbildung 2
Praktische Unterweisung
Intensivbehandlungsstation – Intensivpflege
1975. 67 Abbildungen. VIII, 120 Seiten
DM 24,–; US $ 13.20
ISBN 3-540-07213-6

Inhaltsübersicht: Intensivbehandlungsstation: Wichtige Anhaltspunkte für den Pflegedienst über die Eigenart der Arbeitsorganisation einzelner Berufsgruppen in der Intensivbehandlung. Hygiene, Desinfektion und Sterilisation in der Intensivbehandlung. Mittel und Materialausstattung in der Intensivbehandlung. Wichtige Anhaltspunkte für den Pflegedienst bei der Organisation der mittelbaren Patientenversorgung. – Intensivpflege: Das Intensivtherapiebett. Grundpflege bei Intensivtherapiepatienten. Aufgaben des Pflegedienstes bei der Tracheotomie und Handhabung der Trachealkanüle. Behandlungspflege bei tracheotomierten Patienten.

M. Halmágyi, T. Valerius

Weiterbildung 3
Praktische Unterweisung
Punktion. Injektion – Infusion – Transfusion. Gefäßkatheter
1976. 60 Abbildungen. VII, 120 Seiten
DM 28,–; US $ 15.40
ISBN 3-540-07723-5

Inhaltsübersicht: Punktion: Venenpunktion. Arterienpunktion. Punktion der Trachea. Punktion des Spannungspneumothorax. Punktion des Pneumothorax. Punktion des Hydro-, Hämato- und Pyothorax. Punktion des Herzbeutels. Aszitespunktion. Douglaspunktion. Punktion der Harnblase. Knochenmarkpunktion. Leberpunktion. Lumbalpunktion. – Injektion. – Infusion. – Transfusion. – Gefäßkatheter: Vena cava-Katheter. Katheter in herznahen Venen und peripheren Gefäßen. – Sachverzeichnis.

M. Halmágyi, T. Valerius

Weiterbildung 4
Sonde, Katheter, Drainage, Endoskopie
ISBN 3-540-08737-0
In Vorbereitung

Mengenpreis: Ab 20 Exemplare
20% Nachlaß pro Exemplar
Preisänderungen vorbehalten

Springer-Verlag
Berlin Heidelberg New York

Fachschwester – Fachpfleger

Innere Medizin – Intensivmedizin

Herausgeber: M. Alcock, P. Barth, K. D. Grosser, W. Nachtwey, G. A. Neuhaus, F. Praetorius, H. P. Schuster, M. Sucharowski, P. Wahl

S. M. Brooks
Fortbildung 1
Grundlagen des Wasser- und Elektrolythaushaltes
Deutsche Bearbeitung von H. P. Schuster, H. Lauer
Übersetzt aus dem Amerikanischen von G. Kaiser, M. Kaiser

1978. 27 Abbildungen, 13 Tabellen.
XIII, 67 Seiten
DM 18,–; US $ 9.90
ISBN 3-540-08429-0

Inhaltsübersicht: Wasser. – Ionen. – Osmolarität. – Wasserstoffionenkonzentration. – Störungen des Wasser-Elektrolyt-Säure-Basen-Haushaltes. – Therapeutische Prinzipien. – Infusionslösungen. – Praktische Anwendung. – Säugling und Kleinkind.

J. M. Krueger
Fortbildung 2
Überwachung des zentralen Venendrucks
Übersetzt aus dem Amerikanischen von G. Kaiser, M. Kaiser

1978. 51 Abbildungen. IX, 60 Seiten.
DM 9,80; US $ 5.40
ISBN 3-540-08574-2

Inhaltsübersicht: Warum Bestimmung des zentralen Venendrucks? – Einführung: Welche Voraussetzungen muß der Lernende erfüllen? – Lernziele. – Instrumentarium: Venenkatheter. Manometer. Infusionssystem. Dreiweghahn. – Theoretische Grundlagen: Definition des zentralen Venendrucks. Beurteilung der Meßergebnisse. – Durchführung der Messung. – Prüfung des ZVD-Systems. Meßvorgang. Mögliche Fehlerquellen. – Weiterführende Literatur.

H. P. Schuster, H. Schönborn, H. Lauer
Fortbildung 3
Schock
Entstehung, Erkennung, Überwachung, Behandlung

1978. 39 Abbildungen, 10 Tabellen.
X, 65 Seiten.
DM 19,80; US $ 10.90
ISBN 3-540-08736-2

Inhaltsübersicht: Pathophysiologie und Pathogenese des Schocks. – Klinische Formen des Schocks. – Überwachung und Beurteilung des Schockverlaufs. – Therapie des Schocks.

Mengenpreis: Ab 20 Exemplare 20% Nachlaß pro Exemplar

Preisänderungen vorbehalten

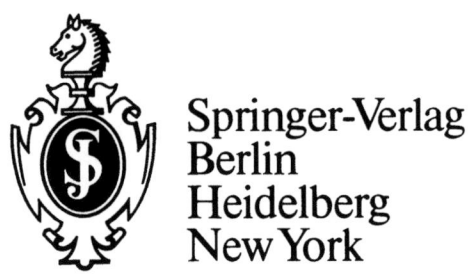

Springer-Verlag
Berlin
Heidelberg
New York

If you have any concerns about our products,
you can contact us on
ProductSafety@springernature.com

In case Publisher is established outside the EU,
the EU authorized representative is:
**Springer Nature Customer Service Center GmbH
Europaplatz 3, 69115 Heidelberg, Germany**

Printed by Libri Plureos GmbH
in Hamburg, Germany